YOGIRAJ BORIS SACHAROW

Yoga aus dem Urquell

Meinen lieben Freunden
Alice Schuster und Else C. Kraus
in geistiger Verbundenheit und Verehrung
gewidmet

YOGIRAJ BORIS SACHAROW

YOGA

aus dem Urquell

Mit 22 Abbildungen auf Kunstdrucktafeln

DREI EICHEN VERLAG AG MÜNCHEN
ENGELBERG/SCHWEIZ

CIP-Kurztitelaufnahme der Deutschen Bibliothek

Sacharow, Boris:
Yoga aus dem Urquell
Boris Sacharow. — 3. Aufl.
München; Engelberg/Schweiz: Drei Eichen Verlag 1983.
1. u. 2. Aufl. im Günther-Verl., Stuttgart
ISBN 3-7699-0393-5

ISBN 3-7699-0393-5
Verlagsnummer 393

8000 München 60 + 6390 Engelberg/Schweiz
3. Auflage, 1983
Umschlaggestaltung: Kurt Müllhofer, Übersee
Gesamtherstellung: Isar-Post, Landshut

Vorwort

Seit dem Erscheinen meines Buches »Das große Geheimnis« (Drei-Eichen-Verlag, München), in welchem ich auf zwei große Gefahren bei der Entwicklung der Yoga-Lehre – die scholastische Dogmatisierung der seit vielen Jahrtausenden überlieferten Theorie und die fakirisch anmutende Erstarrung der darauf aufgebauten Praxis – hingewiesen habe, mehren sich die Versuche, sowohl diese Theorie als auch die Praxis, ohne sie dieser beiden Extreme zu entheben, für westliche Verhältnisse zu »europäisieren« oder zu verdeutschen. Yoga ist jedoch keine ortsgebundene, ideologisch beschränkte Denkrichtung, sondern eine ebenso allgemein-gültige Wissenschaft wie Chemie oder Mathematik. Ebensowenig wie es eine Chemie für Asiaten beziehungsweise eine Mathematik für Chinesen geben kann, gibt es einen Yoga für Europäer oder Deutsche.

Diese Erwägungen haben mich veranlaßt, eine kurze praktische Abhandlung über die Yogalehre zu schreiben, die, in Anlehnung an das erwähnte Buch, die Original-Yogalehre an Hand des klassischen Werkes »Yoga-Sutra« von Patanjali sowie anderer authentischer Texte dem interessierten Leser näherbringt.

Möge dieser Versuch viele Vorurteile beseitigen und die richtige Lehre wiederherstellen helfen.

Bayreuth, Frühjahr 1957 *Boris Sacharow*

I Yoga und das Abendland

Neben dem immer wachsenden Interesse für das Wissen und Arbeitsgebiet Yoga werden Stimmen laut, daß diese dem Europäer angeblich wesensfremde Denkrichtung auch als Faktor der Lebensgestaltung uns nichts zu sagen und zu geben vermag. Wir Abendländer seien in unserer Geschichte, Kultur und nicht zuletzt auch in der Körperentwicklung vollkommen andere Wege gegangen. Deshalb seien auch die Yoga-Übungen, vor allem Körper- und Atemübungen, für unsere Rasse völlig ungeeignet, was man auch immer über die wunderbare Wirkung dieser Übungen berichten möge.

Nichts ist jedoch verkehrter als gerade diese Behauptung. Weder in unserer Geschichte, noch in kultureller, noch sogar in sprachlicher Hinsicht sind wir Europäer wesentlich andere Wege gegangen. Während im Abendlande der Grundgedanke der Herrscherrasse, seit der Zeit der Griechen und Römer, im Gegensatz zu den sogenannten »Barbaren« (übrigens eine Bezeichnung, die nicht, wie allgemein angenommen wird, vom griechischen »Barbaros«, sondern vom Sanskritwort »barbara« ableitbar ist), als Leitmotiv die ständigen Kämpfe um Macht und Geltung europäischer Völker auch unter sich begleitete, liest man in der altindischen Geschichte von den sagenhaft anmutenden und doch historisch nachweisbaren Kämpfen der »Götter« oder »Arier« mit den »Dämonen«, wie Asuras (Assyrier), Mlecchas (Barbaren), Nagas (Neger, vielmehr schwarzhäutige Urbevölkerung Indiens) usw., welche nicht unbedingt rein-mythologische Namen darstellen. Und wenn man heute – übrigens nicht ohne berechtigte Bewunderung auch für diese beispiellose Leistung Gandhis – das Hinduvolk als für europäische Begriffe allzu passiv zu bezeichnen geneigt ist, verkennt man die Tatsache, daß der glorreiche Fanfarenruf – »Erhebe dich und kämpfe, o Bharatas Sohn!« – heute noch ebenso wie vor Jahrtausenden im Herzen der Nation und jedes Einzelnen mächtig nachklingt. Und der Widerhall dieser Mahnworte, den wir in jeder indischen

heiligen Schrift vernehmen, ist bestimmt das letzte, was uns die von uns so verachtete Passivität beizubringen vermag.
Darüber hinaus ist auch unsere europäische Sprache in so starkem Maße von der alt-indischen beeinflußt worden, daß man berühmten Sanskritologen wie Max Müller u. a. recht geben muß, wenn sie behaupten, daß ein Europäer – und in erster Linie ein Deutscher – in der Schule eher Sanskrit als Griechisch und Latein hätte studieren müssen! Jeder Kenner der Sanskrit-Sprache wird überrascht, in einem beliebigen Stück deutscher, französischer, englischer, italienischer oder russischer Dichtung fast ausschließlich indische Worte bzw. Wurzeln vorzufinden! Wenn aber sowohl die äußeren Umstände des Lebens als auch die Sprache eine frappante Ähnlichkeit mit den alt-indischen aufweisen, wird man nicht fehlgehen bei der Annahme, daß auch unsere europäische Mentalität, angesichts dieser mächtigen Faktoren, keine wesensfremden Wege gegangen sein sollte, wie vielfach behauptet wird. Um nur zwei Beispiele zu nennen – die Werke Meister Eckeharts, eines der größten Mystiker des Abendlandes, weisen fast im Wortlaut dieselben Züge auf wie bei Sankara, dem größten indischen Philosophen und Yogi, ebenso wie die bedeutendste Schöpfung deutscher dichterischer Kunst, Goethes Faust, nach dessen Zugeständnis, dem Grundgedanken Sakuntalas, des berühmten Dramas von Kalidasa, dem »indischen Shakespeare«, entlehnt worden war, obwohl im ersten Fall ein halbes, im zweiten ein ganzes Jahrtausend beide trennt!
Wenn man schließlich darauf hinweist, daß die allgemeine indische Lebensauffassung, im Gegensatz zur abendländischen, weltabgewandt, ja sogar lebensverneinend sei, muß dieser Behauptung entgegengehalten werden, daß im Gegenteil »ein Haushalter, der nicht um Vermehrung seines Reichtums bemüht ist, ein Nichts ist«, wie Maha-Nirvana-Tantra treffend bemerkt, wobei selbst die Erlangung eines Reichtums heutzutage äußerste Lebensbejahung und Weltzugewandtheit verlangt. Wenn nun die geistigen Voraussetzungen ziemlich identisch sind, muß auch die praktische Verwertung derselben, die Yoga-Lehre als Methode der Lebensgestaltung, uns im Grunde genommen als wesenseigen erscheinen. Diese zerfällt in drei Hauptteile.

I. Das körperliche Training

Die erste und nicht zu unterschätzende Stufe desselben bildet die weitgehende Körperreinigung. Hier kann manch ein hochmütiger

Reinheitsapostel des aufgeklärten Abendlandes wahrhaftig viel lernen, denn nicht nur äußere Waschung einzelner Körperteile und ein gelegentliches heißes (Sauna) Bad in der Woche, sondern eine gründliche Reinigung des Äußeren und vor allem Durchspülung des Inneren des Körpers ist hier die Regel. Nicht nur Kopf, Augen, Ohren, Zähne und Mund, sondern auch Zunge, Kehle, Speiseröhre, Magen, Dünn-, Dick- und Mastdarm werden regelmäßig solchen Spülungen unterzogen. Eine besonders eingehende Reinigung ist für die Nase vorgeschrieben, ferner für den Magen und sogar für die Blase, welche schönheitsgemäß hygienisch, prophylaktisch und sogar heilend wirkt. So wird z. B. chronischer Schnupfen und Stirnhöhlenkatarrh ohne Medikamente, durch systematisches Reinigen und Abhärten, restlos beseitigt, ebenso wie Magensäure-Überfluß und andere Magenleiden, Verstopfung, Hämorrhoiden und dergl.
Die zweite Stufe dieses Körpertrainings sind die Körperstellungen, die einerseits an abendländische Gymnastikübungen erinnern, andererseits aber fast als eine Art »Akrobatik für Erwachsene« bezeichnet werden könnten, obwohl sie eigentlich weder das eine noch das andere sind. Es ist lediglich ein System komplizierter Körperstellungen, die auf den ersten Blick ziemlich fakirisch, zumindest aber artistisch erscheinen, bei der genauen Durchführung jedoch nichts derartiges sind, da sie weder Schmerzen oder irgendwelche Kasteiungen des Körpers hervorrufen, noch artistisches oder einfach turnerisches Können voraussetzen. Sie sind aufgebaut – um wiederum beim Vergleich dieser beiden Kulturen zu bleiben – erstens, auf dem allgemein-anerkannten Arndt-Schulz'schen Gesetz: »Schwache Reize heben die Lebenskraft, größere Reize hemmen sie, stärkste Reize zerstören sie.« Jedes Fortschreiten auf diesem Gebiet, das übrigens nur millimeterweise geschehen darf, ist weitgehend dem Vermögen jedes Einzelnen angepaßt, so daß der Schüler, bei der richtigen Wahl und Reihenfolge der Stellungen, die stetig wachsende Schwierigkeit derselben gar nicht merkt. Zweitens, sind sie auf einem nicht minder wichtigen und ebenso deutschstämmigen Gesetz der Blutwirkung, der sogen. Bierschen Blutstauung von Prof. Dr. August Bier, aufgebaut: Jede dieser Körperstellungen ist darauf abgezielt, in bestimmten Körperteilen oder -Organen einen Blutverschluß zustande zu bringen, wobei unser eigenes Blut, dieser uns von Natur gegebene ganz besondere Saft, die Rolle eines heilenden, stärkenden und verjüngenden Lebenselixiers übernimmt und wiederum ohne Medikamente auf natürlichste Weise wirkt. Drittens handelt es sich dabei um ein – wiederum

deutsches – homöopathisches Prinzip Dr. Hahnemanns, nach welchem, in Verbindung mit beiden ersteren Grundsätzen, »das Gleiche durch das Gleiche (durch den schwächsten, beliebig dosierten Reiz) geheilt wird«. Auf diese Weise sollen, wie behauptet, – und nachweisbar – alle körperlichen Leiden beseitigt werden können.
Daß diese einzigartige Methode auch auf die Dauer nicht etwa gesundheitswidrig oder unnatürlich ist, beweist erstens die Tatsache, daß dabei weder das Geschlecht, noch das Alter irgendeine Rolle spielt. Die älteren Jahrgänge haben sogar der jüngeren Generation eines bestimmt voraus – sie sind geduldiger, ruhiger, ausdauerfähiger und – erfolgreicher! Zweitens, – und dies kann man kaum von irgend einer anderen Methode der Körperertüchtigung behaupten – verlangt dieses Training keine asketischen Einschränkungen, wie vielfach angenommen wird. Ganz im Gegenteil: Jeder Übende verspürt selbst, nach gewisser Zeit, eine ausgesprochene Aversion gegen Fleisch, Fisch, Alkohol, Tabak und dergl. sowie die Fähigkeit, auch in sexueller Beziehung sich zu beherrschen, was in unserem Zeitalter der Verherrlichung der Erotik gar nicht zu unterschätzen ist.

II. Die *Atemübung*

Der zweite Teil – die Atemübungen – dürfte keine Bedenken entstehen lassen, obwohl die echt-indischen Atemübungen in der Regel in Europa und Amerika viel weniger bekannt und geschätzt sind als jene Ersatzübungen, die meistens für Original-Atemübungen gelten und mitunter viel Unheil anrichten.
Die echt-indischen Yoga-Atemübungen sind weniger auf das rein Körperliche als auf das Seelisch-Geistige eingestellt, obwohl sie, auf der Dehnung des Atemvorganges aufgebaut, die Atmungsorgane bedeutend kräftigen und sämtliche Leiden derselben zu beseitigen imstande sind. Abgesehen von der offensichtlich günstigen Wirkung der größeren Mengen von Sauerstoff auf die Lunge und somit auf den gesamten gesundheitlichen Zustand des Menschen, bewirken sie – was bis jetzt nirgends hervorgehoben wurde – in nicht minderem Maße die seelische Gesundung durch erhöhte Zufuhr des Kohlendioxydgases – eine besondere Methode, welche zuletzt in Amerika durch Dr. Meduna von der Universität Chicago eingeführt und durch einen Kongreß der »Amerikanischen Psychiatrischen Vereinigung« in Cincinnati bestätigt und nunmehr allgemein anerkannt wurde und

welche darin besteht, daß der Patient ein Gasgemisch von 70% Sauerstoff und 30% Kohlendioxyd etwa fünf Minuten einatmet und nach 30–100 solcher Behandlungen von Hysterie, Schwermut, Alkoholismus, Sprachfehlern und mindestens von 80% sonstiger neurotischer Erkrankungen restlos – und dabei ohne Anwendung von Psychoanalyse, Hypnose und dergl. – geheilt werden soll. Im Falle der indischen Atemübungen erlangt man dasselbe Resultat lediglich durch das besonders dosierte, steigende Atemanhalten, wobei das notwendige Kohlendioxyd (CO_2) auf natürliche Weise in der Lunge selbst durch Verbrennung von größerer Menge eingeatmeten Sauerstoffes gebildet wird!
So heilt der uralte indische Yoga auch Nervenleiden auf natürlichste – und doch modernste – Weise.

III. Die *Gedankenkonzentration*

Die Fähigkeit der Gedankenkonzentration – das A und O des Yoga – erwächst dem Übenden spontan aus der Vervollkommnung der beiden ersten Stufen, der Körperstellungen und der Atemübungen. Doch bringt sie keine abwegigen Praktiken mit sich, wie etwa das mißverstandene Schauen auf die Nasenspitze oder Augenbrauenmitte, Nabelbetrachtung usw. Die Übungen dieses Teiles des Yoga, durch die beiden ersten Teile eingeleitet, bewirken die Entwicklung und psychische Entfaltung der geistigen Zentren, von den Drüsen innerer Sekretion bis zu den Nervengeflechten, und geben dem Yogi die Möglichkeit der höchsten geistigen Erkenntnis in der Ekstase, welche auch uns Abendländern durchaus geläufig ist und seit grauer Urzeit bis zur jüngsten Zeit geschätzt und geübt wird.
So bildet die Yoga-Methode eine hohe Kunst der Lebensgestaltung, auf welche wir getrost die klassischen Worte anwenden können:

»Artem non odit nisi ignarus«
»Nur ein Nichtwisser verachtet diese Kunst«

2 Ist Yoga gefährlich?

»Incidit in Scyllam qui vult vitare Charybdim« –
»Man fällt aus der Skylla in die Charybdis«, d. h. aus einem Extrem ins andere.

Die nächste Frage lautet, ob für uns dieser Yoga nicht etwa gefährlich ist? Selbst wenn wir zugeben müssen, daß uns dieses Gebiet doch wesenseigen ist, betreten wir immerhin ein Neuland, in welchem vielleicht ungeahnte Gefahren auf jeden Eindringling lauern. Behaupten doch viele, besonders indische Autoren, daß der Yoga-Übende sich ständig solchen Gefahren aussetzt, die, wie z. B. Swami Abhedananda zu berichten weiß, den unachtsamen Menschen sicher ins Verderben stürzen.

Ich möchte hier mit allem Nachdruck hervorheben, daß Yoga an sich keine Gefahren hat – schon deshalb nicht, weil dieser Weg eine sinnvolle und systematisch-genau aufgebaute Beschleunigung durchaus natürlicher Vorgänge menschlicher Entwicklung darstellt. Diese Beschleunigung, vorausgesetzt, daß sie richtig vorgenommen wird, ist ebensowenig gefährlich, wie, sagen wir, eine spontane Entwicklung der Sprache beim Kinde, die durch berufene und sachgemäße Hilfe Erwachsener unterstützt werden soll. Welchen Gefahren setzt sich das Kind aus, das in geeigneter Umgebung aufwächst, wobei die Möglichkeit, sich einen ordinären und geistestötenden Jargon anzueignen, nach Kräften ausgeschaltet ist? Jeder Ausländer, der eine für ihn fremde Sprache erlernen will, müßte sich diesem Gesetz der spontanen, natürlichen Entfaltung unterordnen – dann läuft er keine »Gefahr«, daß ihm zunächst grammatikalische und später auch stilistische Fehler unterlaufen. Die meisten Ausländer jedoch beachten diese einfache Regel nicht und bleiben beim Kauderwelsch, das sie mühevoll in ein grammatikalisches Gefüge hineinzuzwingen versuchen.

Ebenso verhält es sich mit einem »Ausländer« in einem fremden Yoga-Gebiet. Drei Möglichkeiten eröffnen sich:

1. Sie begeben sich nach Indien, in dieses Wunderland des Yoga, und bemühen sich längere Zeit – nicht etwa ein paar Monate – unter indischen Yogis zu leben, ihnen ihre geheimgehaltene Praxis und Lebensweise abzulauschen und in ihre strenggehüteten Geheimnisse einzudringen. Dieser beste, aber auch schwierigste und kostspieligste aller Wege ist bei uns nur wenigen geglückt. – Das Beispiel Paul Bruntons, der ganz Indien kreuz und quer bereist hatte, um einen Meister des Yoga zu finden und, fast am Rande der Verzweiflung durch dauernde Mißerfolge, den Rückweg ins Abendland anzutreten bereit war, als er sich im letzten Augenblick aufraffte und entschloß, doch noch einmal von Neuem zu versuchen, ist uns allen im Gedächtnis. Und wer kann versichern, daß es einem von uns besser gelingt, wer kann sich solche Reisen und den jahrelangen Aufenthalt überhaupt leisten? Den meisten Menschen bleibt die einzige Möglichkeit offen, die beiden anderen Wege zu gehen.

2. Sie kaufen sich ein Yoga-Buch, das von einem wirklichen Yogi geschrieben ist. Aber gleichzeitig begeben sie sich in eine Gefahrenzone. Denn die Yogis, die wirklichen Meister dieses Faches, meiden in der Regel die offene Straße und den Menschenverkehr der Großstadt. Sie fliehen die Öffentlichkeit, um ihr seelisches Gleichgewicht nicht durch die Wirrnisse und Rastlosigkeit der Millionen aufs Spiel zu setzen. Deshalb besuchen sie das Ausland – Europa oder Amerika – nur ungern, und wenn sie Vorträge oder Yoga-Kurse halten, so beschränken sie ihre Schülerschaft auf eine äußerst geringe Anzahl von Auserwählten. Diesen Auserkorenen geben sie nur das Gerippe der geistigen Technik wirklich preis.

Wenn ihre Vorträge auch stenographisch festgehalten werden, so werden sie meist ohne nötigen Kommentar veröffentlicht. Die Gefahren solcher skizzenweise aufgezeichneten Praktiken sind offensichtlich. Um ein Beispiel zu nennen, betrachten wir eine Anweisung zur berüchtigten Khechari-Mudra, einer rein-körperlichen Übung, die die Krone des Hatha-Yoga bildet und den Übenden die verlockendsten Perspektiven, wie Überwindung von Hunger, Durst, Müdigkeit, Unzerstörbarkeit des physischen Leibes sowie Beseitigung der Alterserscheinung und gar des Todes verspricht. Und dabei wird diese geradezu wundertätige Übung als eine äußerst prosaische, einfach empörend wirkende Prozedur beschrieben: die unsere Zunge mit dem Unterkiefer verbindende Membrane wird allmählich durchgeschnitten und die dadurch freigelegte und durch Spezialübungen in die Länge gezogene Zunge wird in die Öffnung des weichen Gaumens hin-

eingesteckt. Der Mensch soll dadurch in einen Trancezustand verfallen, in welchem er weder Hunger, noch Durst, noch andere körperliche Bedürfnisse oder Mängel empfindet, noch das Altern, noch den Tod erleidet. Ohne jeglichen Kommentar wird diese immerhin sehr verlockende Leistung als die Krone des Yoga angepriesen. Und dennoch wird jeder Übende eines sicheren Todes sterben, der diese absurde Praxis auch noch so vorsichtig, aber ohne Anweisung betreibt.
Ich will die Möglichkeit des auf diese Weise durchzuführenden Lebendig-Begraben-Werdens der indischen Yogis gar nicht in Abrede stellen. Tatsache ist, daß es Yogis gegeben hat und noch gibt, die den Atem und Herzschlag weit über das bis jetzt geltende Maximum von 6 Minuten Unterbrechung, ja sogar auf Wochen und Monate hinauszudehnen vermögen. Aber eine sehr komplizierte Atemtechnik und nicht lediglich das »Zungenverschlucken« spielt dabei die Hauptrolle – das Verschlucken der Zunge bezweckt lediglich eine äußerst prosaische Sache: es soll das Eindringen etwaiger Ungeziefer (Ameisen u. ä.) in das Innere des Körpers verhindern. Dagegen weiß jede Operationsschwester, die Narkose gibt, daß, wenn die durch Einwirkung der Narkose leblos gewordene Zunge des Patienten die Atmungswege verschließt, der Patient erstickt, ohne diesen »höchsten Gipfel der Yoga-Praxis« erreicht zu haben. Die richtige Yoga-Praxis hat nicht das Geringste mit diesem fakirischen Zungenverschlucken zu tun, sondern wird rein esoterisch verstanden.
Nicht minder gefährlich, wenn auch nicht so fatal-wirkend, sind alle, oder fast alle anderen Übungen, die an sich richtig angegeben, aber nicht genügend erklärt werden. Hinzu kommt noch, daß der Yogi die Übungen immer in ihrer Vollendung zeigt bzw. beschreibt. Dies mag einem seit Generationen vorgeschulten indischen Körper vielleicht genügen, einem Europäer jedoch bei weitem nicht, da er eine genaue und bis ins kleinste Detail gehende Systematisierung und allmähliche Steigerung der Anstrengung unbedingt braucht. Heißt es doch, daß der Schüler jede Übung erst nach einem Jahr vollkommen zu beherrschen vermag. Das bedeutet, daß er fast ein ganzes Jahr Gefahr läuft, sich durch falsche Technik Schaden zuzufügen. Wenn er keine genaue Anleitung hat, sich innerhalb eines Jahres die richtige Technik anzueignen, dauert es häufig Jahrzehnte, bis er dahinterkommt. So steigt die Gefahr durch das richtige Wissen ohne Kommentar ins Ungemessene! Um bei unserem Vergleich zu bleiben, heißt es – eine Fremdsprache lediglich durch Nachahmung, aber ohne Grammatik erlernen wollen.

3. Noch weniger erfreulich ist das andere Extrem – der überaus reiche Kommentar ohne richtiges Wissen. Es gibt viele Yoga-Schulen heutzutage, noch mehr Yoga-Bücher, aber wenig Werke über Yoga. Hier gilt das uralte Gesetz, wonach jeder Neophyt von dem Drang überwältigt ist, Meister zu spielen. Fast jeder frischgebackene Yoga-Anhänger fühlt sich berufen, andere zu belehren. Solchen Meistern und solchen Schulen sind wir alle auf Gedeih und Verderb ausgeliefert.

Hier häufen sich die Gefahren von Tag zu Tag. Wenn sie auch nicht so markant sind, wirken sie umso verheerender. Meistens ist das dadurch zu erklären, daß der »Meister« auf seinen Indien-Reisen oder gar aus Büchern etwas gehört oder gelesen hat, und nun versucht er, diesem recht bescheidenen Etwas einen üppigen Kommentar beizufügen. Da es an einer richtigen Quelle des Wissens mangelt oder diese gänzlich fehlt, bleibt ihm nichts anderes übrig, als gähnende Lücken durch allerlei Gemisch aus allen möglichen und dabei nicht immer einwandfreien Theorien westlicher Prägung zu stopfen. So werden die in dieser Form unvereinbaren und widersprechenden Teile zusammengefügt – kein Wunder, daß der Leser weder von der so zusammengekoppelten westlichen Theorie oder gar Praxis, noch von den spärlich vorhandenen Yogaresten auch nur etwas zu profitieren vermag, aus dem einfachen Grunde, daß, da das Eine dem Anderen zuwiderläuft, beide Teile sich gegenseitig aufheben. Daß dies keine boshafte Kritik ist, beweist folgendes Beispiel:

Es gibt keine einzige indische Atemübung, bei welcher die Luft durch den Mund ausgeatmet wird. Die Atmung durch die Nase (mit einem einzigen Ausnahmefall, wobei durch die Zunge manchmal Luft eingezogen wird) ergibt sich aus der Physiologie der Atmungsorgane und ist die einzig-richtige, jedem einleuchtende Atemweise. Demgegenüber ist die Ausatmung durch den Mund eine typische Erscheinung, geradezu eine Regel, in allen westlichen Gymnastikschulen. Hier will ich mit stärkstem Nachdruck darauf hinweisen, daß das Ausatmen durch den Mund asthmaanfällig macht! Bekannt ist der sich im Laufe der Jahre entwickelnde asthmatische Habitus der Kraul-Schwimmer. Welche von den westlichen Gymnastikschulen kann sich rühmen, auch nur einen einzigen Asthmatiker durch ihre Atemtechnik allein – was übrigens die richtige indische Atemweise (das sog. Bhastrika) ohne weiteres vermag – zu heilen?

Darüber hinaus ist jede indische Atemübung mehr oder weniger auf längerem Atemanhalten aufgebaut. Wenn man nun diese beiden Teile zusammenfügt, ohne – wie es die richtige, aber ziemlich geheim-gehaltene indische Technik verlangt – den Plus-Druck (das Atemanhalten mit Luft) mit dem Minus-Druck (Atemanhalten ohne Luft) zu verbinden, läuft man ernstlich Gefahr, außer Asthma sich noch ein weiteres schweres Leiden, nämlich Lungenemphysem, anzueignen – oft auf Nimmer-Wieder-Gesund-Werden, es sei denn, daß man rechtzeitig die richtige indische Atemweise erlernt!

Dies ist nur eines der vielen Beispiele, die man zur Bekräftigung unserer Behauptung anführen könnte, von der Tatsache, daß man die an sich widersprechenden physischen Übungen des Ostens und des Westens nicht ohne Einbuße des Erfolges in einem Atemzug ausführen kann, ganz zu schweigen.

So stolpert mancher unerfahrene Yoga-Anhänger zwischen Skylla und Charybdis – dem Wissen ohne Kommentar und dem Kommentar ohne Wissen, was die einzige Gefahr im Yoga ausmacht. Darüber hinaus, d. h. wenn man das Wissen mit dem Kommentar verbindet, gibt es im Yoga gar keine Gefahr, ebensowenig wie in jeder anderen Disziplin.

3 *Wozu brauchen wir Yoga?*

»Wer auch immer alle Yoga-Arten unermüdlich betreibt, erlangt darin Vollkommenheit, sei er jung oder alt, greis, krank oder schwach.« (Hathayoga-Pradipikā)

Obwohl das Interesse für Yoga in der letzten Zeit von Tag zu Tag wächst und geradezu zu einer Mode-Beschäftigung geworden ist, stehen viele Menschen diesem ganzen Fragenkomplex noch ziemlich skeptisch gegenüber. »Es ist alles sehr schön und gut«, sagen sie, »und diese eigenartige Wissenschaft mag uns am Ende auch sehr verwandt sein und sogar keine Gefahren bringen, aber was soll das alles? Haben wir heutzutage schon ohnehin nicht Sport- und Gymnastikschulen genug, Lebensreform, Mazdaznan und wie sie alle heißen? Schließlich haben wir auch eigene Meister der Lebenskunst, eigene Mystiker und Wahrheitsapostel – wozu brauchen wir noch Yoga?«
Nun, Yoga ist kein Sport und hat auch mit Gymnastik nichts gemeinsam, ist vielmehr das krasse Gegenteil davon. Jede Gymnastik ist eine Muskelbetätigung: die Muskeln werden kontrahiert, d. h. zusammengezogen, also mehr oder weniger angespannt und infolgedessen auch müde. Yoga dagegen hat mit der Muskelentwicklung so gut wie garnichts zu tun – obwohl sie trotzdem in zweiter Linie entwickelt werden – die Muskeln werden durch Yoga-Übungen gedehnt, entspannt und beruhigt (dies erklärt übrigens, warum Yoga jede Art von Massage ersetzt) und jegliche Müdigkeit, selbst wenn sie vor dem Üben vorhanden war, verschwindet voll und ganz. Gymnastik ist ferner Bewegung, Schwung, kraftvolles Springen, Schleudern, Stemmen oder Ziehen – Yoga ist Ruhe, eine mehr oder weniger vollkommene Bewegungslosigkeit und längeres, minuten- ja stundenlanges Verharren in ein und derselben Stellung, in demselben seelischen oder geistigen Zustand, und verlangt absolut keine Kraft, erreicht alles ohne Sprung, vielmehr durch stetige, beharrliche Steigerung der *Entspannung* des Körpers, der Atmung,

der Gedanken – in jeder Beziehung. Diese Entspannung ist das A und O, das ganze Geheimnis, die einzige Regel des Yoga. Deshalb eignet sich diese Art Körperertüchtigung für jedes Alter, für Gesunde sowie für Kranke. Allein um dieser Entspannung willen brauchen wir Yoga, weil wir uns in erster Linie in jeder Hinsicht entspannen sollen.
Das tägliche Leben von heute zieht uns unaufhörlich in seinen mächtigen Wirbel der Tätigkeit, verlangt von uns die äußerste Anspannung aller Kräfte im Kampf ums Dasein – dürfen wir uns überhaupt entspannen? Wäre das nicht viel mehr Trägheit, faules Nichtstun? Und dennoch sehen wir, daß in der ganzen wilden Natur, die keinen Segen der lieben Zivilisation kennt, die Tiere immer entspannt sind, sich fast faul bewegen – und dabei immer auf der Lauer sind, um im geeigneten Augenblick umso schneller zu springen, umso kräftiger zu packen! An diesen wilden Tieren – wenn wir uns unbedingt für ihre selbstbewußte, stolze Kraft begeistern müssen – sollten wir ein Beispiel nehmen und erkennen, daß man umso mehr Kraft im nötigen Augenblick entfalten kann, je entspannter und ruhiger man ist. Stattdessen sind unsere Nerven bis zum äußersten gereizt, unsere Muskeln steif, jeder zweite von uns ist verkrampft und läuft mit geballten Fäusten und zähneknirschend herum. Deshalb versagen wir so oft gerade, wenn wir unsere Kräfte dringend brauchen, deshalb erleiden wir Nervenzusammenbruch, Manager-Krankheit und ähnliches.
Nicht einmal Spiel und Sport geben uns die so notwendige Erholung. Sehen Sie sich irgendeine Wochenschau mit dem Sportbericht an: statt richtiger, herrlicher Entspannung – was sieht man da? Meistens eine wilde Raserei, verbissenen Kampf um den Sieg, verzerrte Gesichter, krampfhaftes Ringen nach Atem ... Und so etwas nennt man Erholung! Wer uns diese Kritik übelnimmt, der überlege einmal: diese athletischen Kämpfe werden doch nach dem hellenischen Muster durchgeführt. Aber gibt es heutzutage unter den Weltmeistern – bei aller Achtung und Anerkennung – einen einzigen Athleten, der diesen berühmten hellenischen Vorbildern in ihrer göttlichen Ausgeglichenheit und Harmonie auch nur annähernd ähnlich sieht?!
Deshalb haben wir eine richtige Entspannung bitter nötig, deshalb brauchen wir Yoga – nicht etwa als Ersatz für Athletik und Sport, sondern als Zusatz, denn nichts vermag uns eine derart vollständige Entspannung und zugleich vollkommene Harmonie und hellenisch-anmutende Ausgeglichenheit von Körper, Seele und Geist zu geben, als gerade Yoga. Der Westen kennt

lediglich Ruhe und Tätigkeit und für ihn ist Entspannung kaum etwas mehr als Erholung von der Müdigkeit. Die Yoga-Philosophie dagegen unterscheidet drei Zustände – Tamas (Ruhe als Trägheit, Stumpfheit), Rajas (Tätigkeit als Kampf, Leidenschaft) und Sattva (Beruhigung des Geistes als Harmonie und Weisheit) – und alles im Yoga, selbst die Ernährung, dient diesem einzigen erhabenen Zweck, auf jedem Gebiet, seelisch wie auch geistig, das Sattva zu erlangen. Einem westlichen Menschen fällt es mitunter nicht leicht, in jedem Einzelfall Sattva zu wählen, geschweige denn zu erreichen, denn wir sind gewohnt, – nicht zuletzt durch Reklame und Film – die Verherrlichung der Leidenschaft, des Kampfes, des Wettbewerbes als eine Selbstverständlichkeit hinzunehmen. Auch in dieser Hinsicht, in unserem geistigen Leben, in der Kunst brauchen wir Entspannung. Gehen Sie in eine Oper, einen Vortrag oder ein Konzert. Wer sitzt dort ruhig und genießt Musik oder Gesang im vollsten Maße? Meist diejenigen, welche über das Sportalter oder -vermögen mehr oder weniger hinaus sind. Die junge Generation ist zappelig und verrät ihre Unruhe durch ewiges Hüsteln und Getrampel der Füße: sie kann nicht lange ruhig bleiben. Deshalb drängt sie mit großer Begeisterung in die Boxkampfsäle und auf die Fußballplätze, wo sie sich in Aufregung austoben kann. Dabei will ich nichts gegen solche Veranstaltungen gesagt haben – ob die »Neunte« oder »Catch«, ist Geschmackssache und jeder amüsiert sich eben auf seine Art, obwohl der Geschmack, wie alles in der Welt, sich auch kultivieren läßt!
Hier kann uns Yoga wiederum sehr nützlich sein, weil er durch Atemtechnik und Gedankenkonzentration, die letzten Endes auch Entspannung sind, im größten Maße zur Veredelung unseres ganzen Wesens in der Meditation beiträgt. Nach der trefflichsten aller Definitionen ist Yoga »das Nicht-Entstehen von Wellen im Geistes-See«. Unser Geist gleicht einem See, dessen Oberfläche ständig durch den »Wind« der Begierden und Wünsche getrübt und mit »Wellen« (Gemütsbewegungen) bewegt ist. Die ganze Kunst eines Yogi besteht darin, daß er die vollkommene »Windstille« erreicht. In dem Maße, in welchem diese Windstille erlangt und die Wasseroberfläche des Sees zu einem glatten Spiegel wird, spiegelt sich die ganze herrliche Landschaft (die höchsten und edelsten geistigen Intuitionen und Offenbarungen), bis man schließlich durch das vollkommen still gewordene kristallklare Wasser auf den Grund (unser wahres Selbst) sehen kann. Diese Windstille heißt Nirwana, das höchste Ziel des Yoga (nir = ohne, vāna = Wehen des Windes). Es ist

das Endziel des Erdendaseins, das gleichbedeutend mit dem Königreich Gottes und deshalb kein Nichts ist.
Aus diesem Grunde ist Yoga aber auch kein Ersatz für unsere christliche Religion, wie manche Menschen vielleicht denken, vielmehr eine wertvolle Hilfe. Swami Vivekananda sagte einmal: »Wir Hindus haben weder Lust noch Interesse, Religion vom Westen zu importieren. Uns genügt bereits die Herabsetzung von fast allem anderen, was aus dem Westen kommt«. Genau das meinen auch wir, indem wir überall das Wort »West« mit »Ost« vertauschen. Man hört immer wieder von der Absicht, eine Verständigung zwischen Ost und West herbeizuführen, von einem Tausch des geistigen Potentials gegen technische Errungenschaften, von einer Weltreligion. Manche Yogis möchten den Segen der westlichen Zivilisation nach Indien bringen, dafür aber für die indische Religion im Westen Propaganda machen. Zwar sieht das so aus, als hätte der Großvater seinem Enkelkind allen Ernstes gesagt: »Laß mich dein Steckenpferd reiten und ich erzähle dir dafür Märchen.« Denn ebenso wie manche indischen Theorien dem Westen märchenhaft vorkommen, ist unsere stolze Technik lediglich ein Schaukelpferd für vollkommene Yogis, die über all diese »Kindereien« der Atomzerspaltung, der Radar-Geräte und der H-Bombe längst hinausgewachsen sind.
Was uns westliche Menschen anlangt, so brauchen wir in Europa keine buddhistischen Klöster, keine hinduistischen Ashrams, nicht einmal eine Weltreligion. Wir brauchen Yoga, der kein religiöses Monopol für sich in Anspruch nimmt, sondern alle anderen Religionen – und die eigene in erster Linie – erst richtig verstehen und befolgen hilft. Wenn wir an die Gesetze der Wiedergeburt und des Karma tatsächlich glauben, müssen wir erkennen, daß wir nicht zufällig im Westen geboren, nicht aus Versehen der Eltern Christen geworden sind, daß Christus nicht umsonst gekommen war.
Und wenn wir unbedingt manche indischen Sitten und Bräuche bei uns einführen wollen, dann vor allem die Anerkennung des eigenen Heimes als heilig, der eigenen Scholle als Grundlage für Völkervereinigung, des eigenen Glaubens als Weltreligion. Möge uns Yoga dazu verhelfen!

4 Die Stufen der Yoga-Praxis

> Ein Yogi muß vor allem eifrig das Rechte tun (dharma). »Ohne rechten Wandel gibt es keinen Yoga – so haben die Yogakundigen gesagt.« (Kalika Purana)

Die Yoga-Praxis hat acht Stufen: Selbstbezwingung *(yama)*, Einschränkung *(niyama)*, Körperstellung *(asana)*, Atemtechnik *(pranayama)*, Entziehung der Sinne *(pratyahara)*, Gedankenkonzentration *(dharana)*, Meditation *(dhyana)* und Ekstase *(samadhi)*.

I. Yama (Selbstbezwingung)

Die erste dieser Stufen – *yama* oder *»der rechte Lebenswandel«* – ist die unbedingte Voraussetzung für das praktische Studium des Yoga, eine Art Bewährungsprobe für den Schüler, ohne welche er von dem Meister einfach nicht aufgenommen wird. Yoga ist eben kein Boxen oder Ringkampf, wo man sich nicht darum kümmert, ob man außerhalb des Ringes moralisch ist oder nicht. Man kann Yoga studieren, aber ein Yogi wird man nur, wenn man sein ganzes Leben danach richtet. Deshalb wird, als erstes und oberstes Gebot, die Befolgung der Grundregeln der Ethik verlangt, keine Askese, wie man sonst zu denken gewohnt ist, aber andererseits auch keine Lockerung der allgemeingültigen moralischen Gesetze – »du sollst nicht töten, du sollst nicht ehebrechen, du sollst nicht stehlen« usw. Diese Gesetze zusammengenommen bilden die genannte Yama-Stufe. Das Yoga-Sutra zählt fünf Richtlinien auf: »Nichts-Böses-Tun« (ahimsa), »Wahrhaftigkeit« (satyam), »Nicht-Stehlen« (asteyam), »Enthaltsamkeit« (brahmacarya) und »Nicht-Annehmen von Geschenken« (aparigraha). Dies ist die klassische Reihe. Verschiedene Quellen fügen noch andere Eigenschaften hinzu, welche jedoch diese fünf Grundregeln lediglich ergänzen. Wir wollen sie der Reihe nach einzeln betrachten:

1) Ahimsa: Es ist weit mehr als bloß »Nicht-Töten«, wie es im Raja-Yoga von Swami Vivekananda (Seite 212) übersetzt wird. Die genaue Bedeutung ist »das Niemand-etwas-zu-Leide-Tun«. Yajnavalkya sagt: »Ahimsa wird von den Yogis verstanden als Kein-Leid-Zufügen, weder in Gedanken, noch in Wort und Tat, allen Geschöpfen (bhuta) gegenüber und immer.« Das »Nicht-Töten« allein, obwohl von allen Religionen gepredigt, hat uns nicht viel geholfen. Man denke an die Massen Massakrierter im mohammedanischen »heiligen Krieg« gegen die Ungläubigen, an die unzähligen Opfer der sieben Kreuzzüge, der Inquisition, die übrigens erst Mitte vorigen Jahrhunderts (1859) völlig erlosch, nachdem sie sich – ad majorem Dei gloriam – über sechs Jahrhunderte hinaus erstreckt hatte, an die nicht weniger als acht Hugenottenkriege, welche bis zum Anfang des 18. Jahrhunderts (1705) andauerten, nicht zuletzt an die 100 000 sog. »Hexen«, die innerhalb von nur 214 Jahren in Deutschland allein verbrannt oder hingerichtet wurden, von den nicht religiös-inspirierten Kriegen, Eroberungen, Revolutionen und Massenverfolgungen ganz zu schweigen! Man sagt uns, da wären besondere Umstände bestimmend gewesen, welche Verteidigung der Heimat oder des Glaubens zum obersten Gesetz erhoben haben. Das mag sein. Aber das Yoga-Sutra sagt eindeutig: »Diese (ahimsa usw.) sind, nicht unterbrochen durch Zeit, Ort, Umstände und Kastengesetze, allgemeine große Gelübde.« Das sagt eine Religion, welche niemals gegen andere Glaubensbekenntnisse einen blutigen Kampf geführt hat. Danach muß ein Yogi unter allen Umständen, in jeder Lebenslage ahimsa – »Nichtschädigung der Lebewesen«, wie es Sri Sankara deutet – üben. Kann er das? Zertritt er nicht mit jedem Schritt Ameisen und andere Lebewesen, vernichtet er nicht in jedem Atemzug, bei jedem Herzschlag unzählige Bakterien und Mikroorganismen? Sagt nicht die indische Philosophie selbst, daß jedes Leben auf dem Leben anderer (jivo jivasya jivanam) aufgebaut ist?
Und dennoch gibt die indische Religion eine geniale Lösung. Die ganze Bhagavad-Gita ist diese Antwort. Auf die Frage Arjunas, ob er auf dem Schlachtfeld kämpfen soll – eine durchaus moderne Frage! – antwortet sein Yoga-Meister Sri Krisna:

> »Woher kommt über dich im Bedrängnis dieser Kleinmut. eines Ehrenmannes unwürdig, nicht zum Himmel führend und schandhaft, o Arjuna?
> »Gerate nicht in diese unmännliche Schwächlichkeit, o Pri-

thas' Sohn, es geziemet dir nicht! Laß' diese gemeine Kleinherzigkeit und steh' auf, o Peiniger der Feinde!«

(Gita, II, 2–3)

Und er erklärt es:

»Wer nicht vom Ichwahn erfüllt ist, dessen Geist ist nicht besudelt.

»Und selbst wenn du all diese (Krieger) umgebracht hast, tötest du nicht, noch bist du (durch Karma) gebunden!«

(Gita, XVIII, 17)

Das Gesetz der göttlichen Vergeltung (Karma) trifft denjenigen nicht, der ohne Anhänglichkeit lediglich seine Pflicht erfüllt. Diese Pflicht ändert sich allerdings je nach dem Lebensstand, deren es nach indischem Begriff vier gibt: Schüler, Haushälter, Einsiedler und Wandermönch. Soll der Haushälter seine Pflicht darin sehen, die Weltordnung durch Anhäufung der Reichtümer einerseits aufzubauen, und sie andererseits mit dem Schwert gegen alle Feinde zu schützen, so muß der Einsiedler und umsomehr der Wandermönch dieses Gebot des »Nichtschädigens« im vollen Maße erfüllen, sobald er sein gelbes Mönchsgewand angezogen und somit der Welt entsagt hat. Es geht nicht an, dieses heilige Gewand unter Umständen abzulegen, um ungestört allen Lebensfreuden zu frönen, und sich dann wieder in diesen Mantel der Tugend zu hüllen, sobald er seinen Mönchsorden repräsentieren soll. Jeder muß also selbst seine Pflicht fühlen und sich für das Weltliche oder Weltentsagung entscheiden. Da jedoch diese vier Stufen bei uns im Westen nicht so kraß markiert (obwohl jedoch vorhanden) sind, gilt für uns umso gebieterischer dieses Prinzip der Pflicht (dharma): alles, was du als deine Pflicht erkannt und ausgeführt hast, bindet dich nicht, wie das Wasser die Lotosblume nicht besudelt.

Zu diesem ahimsa gehört, nach Yajnavalkya, auch Mitleid (daya), d. h. »allen Lebewesen gegenüber immer Gefallen tun« (siehe Matth. 5, 40–42) und Nachsicht (ksama) oder »Gleichsinn zu Freund und Feind« (Matth. 5, 43–44).

Wie Patanjali weiter behauptet (Y. S. II, 35), »hört in Gegenwart eines Menschen, der im ahimsa gegründet steht, alle Feindschaft (in anderen) auf«. Er wird, wie Jesaja (11,6) sagt, »Kälber und junge Löwen miteinander treiben«. Das dürfte kaum möglich sein, wenn man nicht zu allen Lebewesen gleich Liebe und Wohlwollen empfindet.

2) Satyam: Wahrhaftigkeit oder »Schilderung von Tatsachen, in Gedanken, Wort und Tat« und nicht nur, »wenn es die anderen nicht schädigt«, wie Vyasa es haben will. Ebenso wie die Notlüge eines Haushälters zum Schutz seiner Familie gegen äußere Gefahren an sich kein schweres Vergehen ist, ebenso genügt gelegentliche Wahrhaftigkeit, solange man keine Gefahr läuft, nicht, um Satyam auszumachen. Selbst wenn man – wie Sri Ramakrisna erklärt – etwas aus Versehen gesagt hat, soll man das Gesagte wahrmachen, denn man verliert den Wert der Wahrhaftigkeit, hält man nicht sein Wort bis zum letzten Buchstaben. Nur dann kann alles, was man sagt, die volle Wahrheit sein. »Wenn ein Mensch krank ist und sie ihm sagen: »sei gesund«, so wird er sofort gesund sein« *(Raja-Yoga, 216).*
3) Asteyam: Nicht-Stehlen oder eigentlich »Kein Verlangen nach fremdem Gut« (vergleiche 2 Mose 20,17) – also weit mehr als ein physischer Raub, sondern Nichts-Begehren, weder in Handlungen, noch in Wünschen, noch in Gedanken – eine lange Entwicklung über sein ausschließliches Eigentum oder das seiner Familie hinweg bis zur Erkenntnis, daß alle Menschen Anrecht auf die Güter dieser Welt haben. In diesem Sinne vielleicht kann man das Proudhon'sche »Eigentum ist Diebstahl« auffassen, aber es ist ein weiter Weg und solange es »Eigentümer« gibt, wird es auch »Diebe« geben. Dieses Gebot, ebenso wie die vorhererwähnten, erscheint jedoch wie ein Mensch auf Stelzen im Lande der Autos und Flugzeuge: wenn ich beispielsweise auf der Börse, beim Roulette oder Ecarté spiele, habe ich – so dünkt es mir – doch niemandem geschadet. Ist es etwa meine Schuld, wenn andere kein Glück haben? Aber auch darauf weiß die indische Weisheit eine Antwort. So nennt Manu (VII,50) die größten Übel wie folgt: »Trunksucht, Spielen ums Geld (!), Liederlichkeit und die Jagd (!)«. Man soll niemand um seinen Reichtum beneiden, sondern »sowohl im Fortschritt, als auch im Rückschlag eine Gradlinigkeit bewahren, keine krummen Wege gehen (arjava)«, wie Yajnavalkya kommentiert. Es gereicht zur Festigkeit des Geistes (dhriti), wenn »das (Selbst)bewußtsein in Ruin, Trennung oder im Erfolg unerschüttert bleibt«.
Ist der Yogi im asteyam fest gegründet, »so strömt ihm aller Reichtum zu« (Yoga-Sutra II, 37).
4) Brahmacarya: Enthaltsamkeit. Swami Vivekananda meint: »Absolute Enthaltsamkeit in Gedanken, Worten und Werken ist notwendig. Ohne sie ist es gefährlich, Raja-Yoga zu üben und Geisteskrankheit kann die Folge sein« (Raja-Yoga, S. 69 bis 70). Ist es wirklich so? Die größten Yogis der Gegenwart

– Lahiri Mahasaya mit Sri Yuktesvar Giri – hatten Kinder und sind nicht geisteskrank geworden. Vivekananda spricht von der Verwandlung der Sexualkraft in eine geistige Energie Ojas und behauptet: »Aus diesem Grunde wurde Keuschheit stets als höchste Tugend betrachtet. Deshalb werden sie in allen religiösen Orden der Welt die Forderung absoluter Enthaltsamkeit finden. Aus diesem Grunde entsagten Mönche der Ehe.« (Raja-Yoga S. 69). Die Mönche schon – aber ist denn jeder Yogi ein Mönch? Nicht unbedingt. »Jeder Mensch, der die wissenschaftliche Technik des Einsseins mit Gott übt, ist ein Yogi, er mag entweder verheiratet oder nicht verheiratet, ein weltlicher Mensch oder ein Mensch mit formellen religiösen Bindungen sein«, wie ihn Paramahansa Yogananda bezeichnet. Im Interesse der Wahrheit muß ich noch hinzufügen, was der größte Einsiedler Yajnavalkya, nachdem er über die Notwendigkeit der Keuschheit für den Schüler, Einsiedler und Wandermönch sprach, dem Haushälter einräumt:

> »Geschlechtsverkehr mit eigener Ehefrau zu vorgeschriebener (d. h. für die Empfängnis geeigneter) Zeit wird für den im Lebensstand des Haushälters bleibenden Menschen ja auch als Keuschheit angesehen.«

Eines steht jedenfalls fest – daß dies dem Haushälter-Yogi bestimmt zur moralischen Kraft (siehe Yoga-Sutra II, 38) gereichen soll.

5) Aparigraha: Nicht-Annehmen von Geschenken. Der Sinn dieser Vorschrift ist: nicht begehren, was man nicht verdient hat. Das gehört eigentlich unter die Rubrik 3). Das Ergebnis dieser Tugend soll die Erinnerung an frühere Existenzen sein.

Diese Eigenschaften des Yama sind nicht etwa zufällige oder kanonische Vorschriften indischer Religion. Alle Ausdrucksformen menschlichen Lebens, sowohl beim Einzelnen, als auch bei den ganzen Völkern, lassen sich auf vier Grundmomente zurückführen:

(1) Streben nach Glück = Genußsucht im allgemeinen

(2) Ergreifen der Genußobjekte = Enteignung im allgemeinen

(3) Anwendung der List = Betrügen im allgemeinen

(4) Anwendung der Gewalt zwecks Erlangung der Genußobjekte = Gewalttätigkeit im allgemeinen.

Ihnen setzt der Weise entsprechend folgende Tugenden entgegen:

(1) Enthaltsamkeit (brahmacarya)
(2) Nicht-Anhänglichkeit (asteyam)
(3) Wahrhaftigkeit (satyam)
(4) Nichts-Böses-Tun (ahimsa).

Dies heißt auf Sanskrit mit einem Wort »Yama« (von der Wurzel yam, die merkwürdigerweise »das Festhalten« und »das Darreichen« zugleich bedeutet) – eine Disziplin, die weder das Ergreifen des Nicht-Gegebenen, sei es mit Gewalt, oder List, sei es verstohlen, oder bloß in Gedanken, noch das Annehmen des Nicht-Verdienten zuläßt, eine vollkommene Unabhängigkeit von etwas oder jemand, die zugleich eine Erlösung aus der Materie (Karma) bedeutet und sich durch das vollkommene (ununterbrochene) Bewußtsein (Erinnerung an die ganze Vergangenheit) kennzeichnet.

II. *Niyama (Einschränkung)*

Die zweite Stufe des Yoga – Niyama (Einschränkung) genannt – ist eine weitere Vorbereitung zu den Spezialübungen. War die erste Stufe (yama) gedacht als ein gewisser Beweis der inneren, seelischen Eignung des Schülers, weshalb er auch angenommen werden konnte, so bedeutet diese höhere Stufe einen Übergang zum schwierigen und verantwortungsvollen äußeren Training, welches später immer vergeistigter wird, bis es schließlich eine einzige geistige Schulung darstellt. Die Niyama-Stufe zerfällt ebenfalls in fünf Unterabteilungen – »innere und äußere Reinigung« (sauca), »Zufriedenheit« (santosa), »Kasteiung« (tapas), »Studium« (svadhyaya) und »Gottesverehrung« (isvara-pranidhana). Die erste dieser Voraussetzungen bildet ein Bindeglied zur vorhergehenden Stufe, durch welche die innere (seelische) Reinigung sicherlich erreicht wird. Um dieser seelischen Läuterung eine Krone aufzusetzen, fügen andere Autoren, wie z. B. Sandilya und Yajnavalkya, noch weitere Eigenschaften hinzu, die, ebenso wie im Yama, eine Ergänzung der Hauptregeln der »Einschränkung« sind. Welche sind nun die Einzelheiten dieser Hauptregeln?
1) Sauca: Innere (seelische) und äußere (körperliche) Reinigung.

Die erstere wird durch das unablässige Üben in der ersten (Yama)Stufe erworben, zu welcher sich noch »Schamgefühl« (hri) über alles, »was vom normalen sittlichen Standpunkt der Welt aus getadelt wird«, und »Entschlossenheit« (mati) »alle guten Eigenschaften bis zur Vollkommenheit zu entwickeln«, wie Yajnavalkya diese beiden Begriffe erklärt, gesellen.
Die körperliche Reinigung ist ein Kapitel für sich und bildet eine der wichtigsten, nicht zu unterschätzenden Voraussetzungen für die eigentlichen Yoga-Übungen. Diese Praktiken können hier nur in großen Zügen erklärt werden. Sie sind den übrigen Körperübungen zugehörig.
Es gibt noch eine andere und nicht minder zu schätzende Regel, die, gerade weil sie ein Mittelding zwischen der körperlichen Reinigung und seelischer Läuterung ist, teils zu der Yama-, teils zur Niyama-Stufe gerechnet wird. Das ist Diät (mitahara). Auch in dieser Hinsicht können hier lediglich Grundgedanken unterstrichen werden. Das Wort mitahara heißt »geregelte (mässige) Nahrungsaufnahme« und gibt zunächst merkwürdige Richtlinien (Yajnavalkya) bezüglich des jeweils gegessenen Quantums: »acht Mundvoll für den Muni (Wandermönch), sechzehn für den Einsiedler, zweiunddreißig für den Haushälter und beliebige Menge für den Schüler« – eine Regel, die wir im Abendlande eher umgekehrt anzuwenden geneigt sind! Aber nun kommt es zum Kernproblem: Vegetarismus. Daß dabei die ethischen Erwägungen die Hauptrolle spielen, dürfte uns als logische Folgerung aus der Ahimsa-Regel nicht überraschen, zumal die Hindus, wegen der allzu breit ausgelegten Wiedergeburtslehre, alle Lebewesen als reinkarnierte Menschen betrachten. Aber weit wichtiger erscheint in diesem Zusammenhang die Notwendigkeit, dem Körper – dem grobstofflichen sowie dem feinstofflichen, der »Seele« – die geeigneten, geistesfördernden Elemente der Nahrung zuzuführen. Nach der Yoga-Lehre läßt sich die Nahrung in drei Hauptklassen einteilen, je nachdem sie im Menschen Trägheit, Stumpfheit und Indolenz (»tamas«), oder Leidenschaft, Streitsüchtigkeit und Rachsucht (»rajas«), oder Harmonie, Einsicht und Ruhe des Gemüts (»sattva«) erzeugt. Da nun alles im Yoga, ja in der ganzen geistigen Entwicklung überhaupt, auf dieses eine erhabene Ziel – Sattva-Gesinnung – gerichtet ist, versteht es sich von selbst, daß Fleisch, Fisch, Alkohol und Tabak, Zwiebeln und Knoblauch, als tamas- oder zumindest rajas-erzeugend, strengstens verboten sind. Das zeigt auch die Praxis, denn jeder, der sich vom Fleisch und Fisch allmählich (mindestens einige Monate lang) abgewandt hat, emp-

findet selbst den Geruch bei der Zubereitung derselben als eine regelrechte Qual – dies ist übrigens eine Kontrolle, wie weit man auf diesem Wege vorgedrungen ist.

2) Santosa: »Zufriedenheit mit dem, was gerade kommt oder wie es sich gerade trifft – als Merkmal des Glückes«, wie Yajnavalkya erläutert, und als Ergänzung, »Freigebigkeit« (dana) – nicht etwa auf Kosten anderer, wie es so oft geschieht, sondern »das Geben von rechtmäßig-Erworbenem (Geld oder Nahrung) dem wirklich Bedürftigen«, oder, wie Garuda-Purana trefflich meint, »das Spenden aus sich heraus« (sristi) und nicht einfach vom Überfluß (siehe auch Matth. 5,40).

3) Tapas: Es wird gewöhnlich übersetzt als »Kasteiung« oder sogar »Askese«, ist aber vielmehr »die damit verbundene und durch dieselbe angestrebte Verinnerlichung, Versenkung in das Übersinnliche, Beschaulichkeit« (Böthlingk). Allein das Wort »Askese« ist geeignet, gerade diejenigen Gemüter vom Yoga abzuwenden, welche dieses »tapas«, ohne es zu wissen, täglich üben. In den alt-indischen Sanskrit-Texten lesen wir:

> »Diejenigen, welche fürchterliche und von den Texten nicht vorgeschriebene Askese betreiben, aus Heuchelei oder Selbstsucht, getrieben von Lust und Leidenschaft,
> »Sinnlos alle Bestandteile des Körpers und Mich (Das Hohe Selbst) in demselben peinigend – erkenne sie als Menschen mit teuflischer Absicht.« (Gita XVII, 5–6)

Was ist nun dieses tapas? Dieselbe Autorität erwähnt es in Bezug auf Körper, Rede und Gemüt:

> »Verehrung der Götter, der Zweitgeborenen, der Meister und der Weisen, Reinheit, Aufrichtigkeit, Enthaltsamkeit und Nichts-Böses-Tun gelten als Tapas des Körpers.
> »Rede, die nicht-verletzend ist, wahrhaftig, angenehm und ersprießlich, sowie das Üben in Rezitation (Studium) der Veden ist das Tapas der Rede,
> »Klarheit des Denkens, sanftes Gemüt, Schweigsamkeit und Zurückhaltung, sowie Reinheit des Herzens gelten als Tapas des Gemüts.« (Gita, XVII, 14–16)

Es ist somit kein fakirisches Üben auf dem Nagelbrett, kein Sitzen auf glühenden Kohlen oder Stehen nackt im Eis oder was noch an sonstigen »teuflischen Absichten« von manchen indischen Yoga-Lehrern gegen besseres Wissen als Tapas empfohlen werden mag. Yoga ist ebensowenig Fakirismus wie eine beliebige andere Religion oder geistige Entwicklung, sondern eine Verinnerlichung, der Weg nach innen, für das Denken, für den Geist, für Kundalini-Kraft, die in das Innere des Rückenmarkkanals geführt werden muß – und das alles wird mit diesem einzigen Wort Tapas ausgedrückt. Wenn Patanjali in seinem Yoga-Sutra, nachdem er die Eigenschaften des Yama als »Selbstbezwingung« aufgezählt hat, sie hier wieder mit dem Wort tapas erwähnt, dann will er offensichtlich diesen Tugenden den besonderen Nachdruck einer geradezu asketisch anmutenden Notwendigkeit verleihen. Darüber hinaus hat diese Schärfe mit Askese oder Kasteiung nicht das geringste zu tun.

Auch in einer anderen Beziehung ist es interessant, daß Patanjali die letzten drei Eigenschaften des Niyama, nämlich tapas, svadhyaya und isvara-pranidhana, als Kriya-Yoga (»Yoga der Anwendung bzw. Vorbereitung«) bezeichnet, im Gegensatz zur Haupt-Praxis unter diesem Namen, die von Paramhansa Yogananda dem Westen verkündet wurde, obwohl die letztere lediglich eine Variation einer bestimmten Übung (das sog. Cakra-Bheda) der klassischen Yoga-Praxis, welche später erörtert wird, darstellt.

4) Svadhyaya: »Studium der feststehenden Doktrin« oder das »Hören der Vedanta-Lehre«, die sowohl im Sinne der Upanisaden (Veda-anta, d. h. »Ende des Veda«) als auch überhaupt als »aller Weisheit« (Veda) »letztes Wort« (anta) verstanden wird. Mit diesem letzten Wort aller Weisheit meint Yoga die mystische Vereinigung der Einzelseele (Jivatma) mit Gott (Paramatma). »An dem Tage werdet ihr erkennen, daß Ich in Meinem Vater bin und ihr in Mir und Ich in euch«, wie Christus sagte (Joh. XIV, 20). Mit dieser mystischen Vermählung des Menschen mit Gott steht und fällt der ganze Yoga, ohne sie wäre er gegenstandslos. Es ist deshalb grundverkehrt zu denken, ein Yogi könnte auch Atheist sein, wie manche Yoga-Lehrer zu behaupten wagen. Einen größeren Nonsens könnte man sich kaum vorstellen: Ein Yoga ohne Gott ist ebenso absurd wie Christentum ohne Christus! Yoga heißt auf Sanskrit dasselbe, wie »Religion« auf lateinisch – eine Verbindung. Mit der Materie? Aber das Endziel des Yoga ist ja Kaivalya (»Trennung des Geistes von der Materie«). Vielleicht mit dem Nichts, wie die südlichen Buddhisten das Nirvana verstehen? Aber ein Nichts kann unmöglich existieren, denn sonst wäre es immerhin Etwas (was unsere Sinne nicht wahrzunehmen vermögen). Darüber hinaus hat Buddha selbst die Existenz des Höchsten und des

Selbst anerkannt und öffentlich bekundet, indem er seine berühmte Benares-Predigt mit den Worten Om Amitaya (»Verehrung dem Unermeßlichen!«) begann. Ebenso verrät seine ständig anzuwendende Formel – »das gehört mir nicht, das bin ich nicht, das ist nicht mein Ich« – das Vorhandensein des Ich-Prinzips (Atta = Atma), ohne welches diese Formel einfach sinnlos gewesen wäre.

Deshalb heißt die nächste, von Yajnavalkya zum Niyama hinzugefügte Eigenschaft des Schülers »Gottgläubigkeit« (astikya, von asti = »er ist«), deshalb ist Yoga ein Weg zu Gott, ein System der praktischen Übungen, das in einer jeden Religion mehr oder weniger ausgeprägt ist. Deshalb ist Yoga eine universale Disziplin, eine Weltreligion, wenn man durchaus eine solche haben will. Und aus demselben Grunde lautet die letzte der Niyama-Voraussetzungen –

5) Isvara-pranidhana: Die Verehrung Gottes. Worin besteht sie? Nicht in Schmeicheleien, um den lieben Gott für unsere ständigen Bittgesänge gefügiger zu machen, denn Gott weiß besser, was uns fehlt – wir müssen uns alles erarbeiten, nicht erbetteln. Yajnavalkya sagt:

> »Des Gottes als Beschützer (Visnu) oder gar in seinem Zorn (Rudra) in sanfter Ehrerbietung mit Hingabe und nach Kräften gedenken – das ist Verehrung Gottes;
> »Ein Herz bar jeder Leidenschaft, ein Leib, von welchem Lust, Vergehen, Unwahrheit und Böses-Tun gewichen sind – das ist Verehrung Gottes.«

Und die Yoga-Praxis bietet eine noch schlichtere, noch umfassendere Form dieser Gottesverehrung. »Gott ist Geist, und die ihn anbeten, die müssen ihn im Geist und in der Wahrheit anbeten« (Joh. IV, 24). Nun gibt Patanjali die Technik dieser geistigen Anbetung:

> »Die Wiederholung (japa) des OM und das Nachdenken über dessen Bedeutung.« (Yoga-Sutra, I,28)

Und über das Wort OM sagt er:

> »Dessen (des Gottes) Ausdruck ist OM.« (ibid. I,27)

Dieses Wort OM, das »lobpreisende Dröhnen« (pranava) genannt, wenn es in richtiger Weise – wie AOUM-M-M ... (mit summendem Nachhall) – ausgesprochen wird, erfaßt und umfaßt alles, was menschliche Lippen je auszusprechen vermögen. Als das höchste Symbol dieses heiligsten aller Worte gilt nicht einmal das Kreuz, mit dem immerhin der Gedanke an den Gekreuzigten und seine Marter oder zumindest an den von der Materie gefangenen Geist verknüpft ist – etwas noch Vollkommeneres, die strahlende Sonne, die »über die Bösen und über die Guten gleich aufgeht« und die als im »Himmel« (kha, die Stelle im Kopf zwischen Augenbrauen und Kleinhirn) ständig leuchtend vorgestellt werden muß (die sog. nabho-mudra). Aber dabei sind wir bereits mitten in der Praxis.

III. *Asana* (Körperstellungen)

Nach der geistigen Vorbereitung der ersten Stufen, Yama und Niyama, welche allerdings nicht nur als vorübergehend zu erwähnende Einzelheiten, sondern vielmehr als eine ständige und unbedingte Grundlage des Ganzen anzusehen sind, beginnt nun die Praxis. Zunächst muß der Körper gründlich gereinigt werden. Die indischen Vorschriften darüber gehen einerseits ins kleinste Detail in Bezug auf die innere (physische) Reinigung, lassen aber andererseits die äußere Reinigung des Körpers als etwas Selbstverständliches ziemlich außer Acht. Wir wollen deshalb das ganze Problem in ein uns zusagendes System ordnen.

A. Äußere Reinigung

Dazu gehört in erster Linie das Baden bzw. Abwaschen des ganzen Körpers. Halten sich die orthodoxen Hindus an ihre Vorschrift, täglich zwei- bis dreimal zu baden, so muß der westliche Yogi sich wenigstens einmal am Tage am ganzen Körper waschen. Dabei muß er bedenken, daß die Haut atmen und deshalb geöffnete Poren haben muß. Es ist heutzutage ein Snobismus besonderer Art, auf Zivilisation und auf Technik zu schimpfen, man vergißt aber, daß sowohl die Zivilisation als auch die Technik Stufen der notwendigen Entwicklung darstellen. Und wenn es einerseits zum obersten Gebot erhoben werden muß, möglichst näher an die Natur zu kommen und man staunt, mit wie wenig natürlichen Mitteln man im täglichen Leben auszukommen vermag, so gehören andererseits Kosmetik und Körperpflege und nicht Körperreinigung allein zum kulturellen Niveau eines jeden Menschen von heute, wie übrigens zu allen Zeiten.

Die Kaiserin Poppäa, die täglich in Milch der Eselinnen badete, und Diogenes, dessen ganzer weltlicher Besitz eine leere Tonne war und dem selbst eine Schüssel zum Wasserschöpfen überflüssig erschien, werden wohl Extreme bleiben, obwohl dieser Vergleich gar nicht so weit hergeholt ist, wie es scheinen mag. Denn in unserem Zeitalter der Chemie treten an Stelle der Eselinnen-Milch unzählige kosmetische Präparate, Extrakte und Hormon-Erzeugnisse. Sind sie wirklich unentbehrlich? Es gibt z. B. Seifen, die desodorierend wirken sollen. Aber Tatsache ist, daß man dasselbe Resultat viel einfacher – und zwar durch kaltes Waschen ohne jegliche Seife – haben kann: unsere Haut ist nicht nur ein Schönheitsmerkmal, sondern ein Atmungs- und Ausscheidungsorgan. Heißes Wasser und besonders chemische Mittel beseitigen zwar die Hautausscheidungen und somit auch den Körpergeruch, regen aber gerade diese Tätigkeit der Haut wieder an und Schweiß- und Fettabsonderung tritt in erhöhtem Maße wieder auf. Einzelne Körperstellen, wie Gesicht, Hände und Füße, sowie Verbindungsstellen dieser Teile mit dem Rumpf werden wohl mit Seife abgewaschen werden müssen, im übrigen braucht man Seife nur gelegentlich, um eher den äußeren Schmutz und Staub zu beseitigen.

Was das heiße Baden anlangt, so kann man es als Behandlung, aber bei weitem nicht als tägliche Handlung ansehen: die heißbadenden Japaner sind nicht sauberer als Europäer, soweit jedenfalls der Körpergeruch in Frage kommt – und wozu tut man's sonst? Die Mutter Natur hat für uns weder das heiße Baden noch das heiße Essen vorgesehen – wollen wir wirklich uns das Recht anmaßen, die Natur zu »verbessern«? Es würde durchaus genügen, die Gesetze der Natur nicht zu brechen, was wir sonst unaufhörlich tun. Kaltes Abwaschen des Körpers härtet übrigens ab, warmes und heißes Wasser dagegen verweichlicht. Um nochmals auf die Frage »Körpergeruch« zurückzukommen: ich rate jedem Leser, besonders jeder Leserin, folgendes Experiment zu machen. Die Achselhöhlen werden ausrasiert, die eine daraufhin mit Seife, die andere aber ohne Seife, mit lauwarmem Wasser abgewaschen. Nach etwa 2 Stunden weist die mit Seife gewaschene Stelle einen wahrnehmbaren Schweißgeruch auf, die andere aber keinen. Sapienti sat.

A propos Beseitigen der Körperhaare: es ist keine moderne Errungenschaft, sondern bereits ein religiöses Gebot für islamitische Frauen sowie hinduistische Asketen gewesen (siehe Sannayasa-Upanisad, 2).

Eines noch über die Anwendung der Seife: obwohl der indische

Text nirgends Seife, sondern Alaun, Katechu, Lehm (grüner Lehm ist die beste Seife der Welt) u. ä. empfiehlt, machen wir noch eine Konzession an unsere kosmetikfreudige Zivilisation: das nach jedem Essen vorgenommene leichte Wegwaschen der Speisenreste zwischen den Zähnen mit Bürste und Seife verhütet bei weitem die meisten Zahnerkrankungen – wenn man sonst keine Dummheiten, wie kalt und heiß nacheinander essen bzw. Nüsse mit den Zähnen knacken u. ä. macht. Die Zahnbürste kann man gelegentlich durch Äpfel ersetzen, denn 96,7% aller Bakterien werden durch den Apfelsaft beseitigt, während nur 64,3% der Mikroben durch Zahnpasta und Mundwasser vernichtet werden, von den übrigen Vorteilen, wie Eisen- und Vitamine-Zufuhr, ganz zu schweigen.

B. Innere Reinigung

Unter diese Rubrik fallen zwei größere Prozeduren – Reinigung der Atmungswege und Reinigung der Verdauungswege. Wir wollen sie einzeln betrachten.

1) Reinigung der Atmungswege:

Diese Reinigung wird in dreierlei Hinsicht vorgenommen – mit Luft, mit Wasser und mit einer Schnur.

a) mit Luft:

Man schließt das rechte Nasenloch mit dem rechten Daumen und durch das linke atmet man langsam und tief ein, solange man es ohne Anstrengung ausführen kann; daraufhin schließt man das linke Nasenloch mit dem Klein- und Ringfinger rechter Hand und atmet ebenso langsam und beständig durch das rechte Nasenloch aus. Unmittelbar darauf atmet man wieder rechts ein und links wieder aus – man atmet also durch dasselbe Nasenloch ein, durch das man soeben ausgeatmet hat. Das Ausatmen geschieht immer durch das andere Nasenloch.
Diese Atemübung, morgens und abends einige Male ausgeführt, reinigt nicht nur die Nasenlöcher – was man sehr bald feststellt – sondern auch die Körpernerven der ganzen linken bzw. rechten Seite, und zwar durch erhöhte Polarisation der dadurch besonders angeregten magnetischen Strömungen der beiden Körperseiten. Daß diese Strömungen keine Phantasie, sondern tatsächliche Erscheinung sind, kann man sich dadurch klar machen, daß der Körper eines jeden Menschen jeweils den sog.

Links- bzw. Rechtsatem aufweist. Bei ihm ist entweder das rechte oder das linke Nasenloch mehr oder weniger verstopft, so daß der Atem jeweils durch das eine Nasenloch freier als durch das andere fließt. Dieses Verhältnis wechselt ungefähr alle zwei Stunden und läßt sich bei jedem Menschen ohne weiteres kontrollieren. Abweichungen von diesem kosmischen Rhythmus sollen, nach der Yoga-Lehre, Krankheiten verursachen.

b) mit Wasser:

Man schöpft etwas Wasser in die Höhle einer Hand, drückt das andere Nasenloch zu und mit dem freien Nasenloch zieht man einige Tropfen Wasser in die Nase ein, drückt sodann mit den Fingern beide Nasenlöcher zu, läßt den Kopf nach hinten fallen und die Nase wieder los. Das Wasser sickert durch die Nase zum Mund und kann ausgespuckt werden. Dasselbe tut man auf der anderen Seite. Zu Anfang dieser Praxis nimmt man lauwarmes, etwas gesalzenes Wasser, später kann man mit kaltem Wasser ohne Salzbeimengung auskommen, sowie gleichzeitig eine größere Wassermenge nehmen und diese sogar mit beiden Nasenlöchern gleichzeitig einziehen und zum Mund wieder herausspucken.

Diese Übung, wenn sie jeden Morgen, eventuell nach jeder starken Staubentwicklung, gemacht wird, beseitigt und verhütet Schnupfen selbst chronischer Art, Nasen- und Stirnhöhlenkatarrh (rhynitis, coryza) und erhält die Nasenschleimhaut immer gesund.

Die Inder empfehlen auch die umgekehrte Prozedur – Einziehen des Wassers durch den Mund und Ausspucken durch die Nase – eine schwierige Praxis, die sich erübrigen dürfte, wenn man nur die erstere Variation beherrscht. Der »Kniff« bei dieser umgekehrten Art besteht darin, daß man vorher etwas Luft eingeatmet haben muß und im Augenblick des Schluckens das Wasser durch die Nase »ausatmet«. Am Anfang nur wenig Wasser nehmen.

Die Übungen unter a) und b) heißen Kapala-Bhati in den indischen Texten.

c) mit einer Schnur:

Man nimmt eine etwa 20 cm lange Schnur und steckt sie langsam und vorsichtig in ein Nasenloch ein, bis das Ende aus dem Rachenraum herauskommt, und zieht dann die Schnur an diesem Ende aus dem Mund heraus. Auf dieselbe Weise zieht man die Schnur durch das andere Nasenloch hindurch. Nach genügendem

Üben vermag man sogar die Schnur in das eine Nasenloch hineinzustecken und zum anderen wieder herauszuziehen. Diese Übungen (neti) sollen die Nasenschleimhaut reinigen und man schreibt ihnen sogar eine günstige Wirkung auf die Sehkraft zu.

2) Reinigung der Verdauungswege:

Diese ist dreifach – Reinigung der Speiseröhre und des Magens, Reinigung des Dickdarmes und des Afters, und Reinigung des gesamten Verdauungskanals.

a) Reinigung der Speiseröhre und des Magens

aa) mit »Feuer«:

Nach erfolgter vollständiger Ausatmung zieht man den Bauch und das Zwerchfell hoch, indem der Brustkorb möglichst stark erweitert wird. Dieses Hochziehen des Zwerchfells wird mehrere Male hintereinander wiederholt und erst dann wird eingeatmet. Das Hochziehen heißt Uddiyana-Bandha, das Wiederholen (bis zu 108-mal bei den Indern) Agnisara-Dhauti. Diese »Feuer-Reinigung« hat ihren Namen von der dadurch erzielten Stärkung des Verdauungsfeuers und soll verschiedene gastrische Leiden wie Dyspepsie, Gastritis, ferner auch Trägheit der Leber, Milzerweiterung u. ä. beseitigen. Der Übende soll dadurch »das Aussehen eines 16-jährigen Jünglings« bekommen. Diese etwas superlativisch wirkende Lobpreisung muß offensichtlich einerseits auf bessere Verdauungstätigkeit zurückgeführt, andererseits aber als einer der Verjüngungfaktoren angesehen werden.

bb) mit Luft:

Indem man die Lippen »ähnlich dem Schnabel einer Krähe« oder einfach zu einer kleinen Öffnung zusammenzieht, »trinkt« man Luft (wie ein Säugling aus der leeren Milchflasche) und schluckt sie herunter, bis der Magen aufgebläht wird. Dann muß allerdings diese Luft wieder – durch Aufstoßen oder Rülpsen – zurück gebracht werden. Diese widerliche Prozedur wird im Westen kaum ihre Anhänger finden! Ihre Wirkung beruht auf Sauerstoff-Zufuhr und somit auf erhöhter Möglichkeit der Oxydierung der Speisenreste in der Speiseröhre und im Magen. Sie heißt Vatasara-Dhauti.

cc) mit Wasser:

Man trinkt einige Tassen Wasser (auf nüchternen Magen) und versucht daraufhin es zu erbrechen. So unangenehm auch diese

Übung auf den ersten Blick erscheinen mag, so verliert sie allmählich ihre unästhetische »Schärfe« bei jedem Wiederholen. Die Meister dieses Faches lassen dieses Wasser ebenso leicht und natürlich heraus, als wäre es einfach aus dem Mund herausgeflossen. Anfänglich hilft man sich dadurch, daß man den Schlund leicht mit einer Feder oder mit dem Finger kitzelt, bis der Brechreiz hervorgerufen wird. Kritik oder Anerkennung dieser Übung bleibt natürlich jedem vorbehalten – aber erst nach einigen Versuchen! Dies ist Vamana-Dhauti.

dd) mit einem Tuch:

Ein 4–5 m langes und ca. 6 cm breites Stück Mullbinde wäscht man im lauwarmen Wasser, drückt aus und versucht, es cm-weise zu verschlucken, behält es 1 Minute im Magen und zieht es langsam heraus. Diese Übung wird stets auf nüchternen Magen gemacht. Am ersten Tag wird nur ein kurzes Stück von ein paar Zentimeter verschluckt, bei jedem weiteren Versuch einige Zentimeter mehr, bis man das ganze Stück verschlucken kann.
Diese Reinigung (Vaso-Dhauti) ist vollständig harmlos, wenn man sie richtig ausführt, und ist eines der besten Mittel, die Übersäuerung des Magensaftes, sowie andere Magen-, Leber- und Milzbeschwerden zu beseitigen.
Außer dieser mechanischen Reinigung des Magens und der Speiseröhre werden von den indischen Yogis noch weitere Übungen, wie Reinigung des Schlundes mit dem Stengel und der Zungenwurzel mit den feuchten Fingern durchgeführt. Letzteres sei hier beschrieben: mit drei Fingern reibe die Zungenwurzel leicht und vorsichtig, damit kein Brechreiz entsteht. Daraufhin gurgele mit Wasser.
Diese Zungenreinigung beseitigt den Schleim auf der Zungenwurzel und mit ihm auch den unreinen Atem, welcher im vorgerückten Alter durch diesen Schleim mitunter entstehen kann.

b) Reinigung des Dickdarms und des Afters

aa) mit Luft:

Im Sitzen mit gestreckten Beinen, oder noch besser im Stehen mit durchgedrückten Knien bückt man sich nach vorn mit möglichst hohlem Kreuz. Die Aftermuskeln werden wechselweise ausgebreitet und zusammengezogen, der Bauch ebenso. Wenn man den After mit dem Daumen und Zeigefinger leicht dehnt, eventuell diese Finger einseift, geht die Luft frei hinein und heraus. Blähungen und Gase werden beseitigt (Suska-Vasti).

Absender:
(Bitte in Blockschrift schreiben)

Als
Postkarte
frankieren

ANTWORTKARTE

Drei Eichen Verlag

Landsberger Str. 476/III
Postfach 600351

D-8000 München 60

bb) mit Wasser:

Man hockt im nabeltiefen Wasser und vollzieht die soeben beschriebene Prozedur zunächst mit dem Klistierrohr im After, später auch ohne Instrument. Durch das Zusammen- und Hochziehen des Afters und des Zwerchfells zieht man das Wasser in den Dickdarm und drückt es wieder heraus. Diese Reinigung ist bekannt als Jala-Vasti.

cc) mit den Fingern:

Die Inder vollbringen wahre Wunder der Artistik dabei: sie drücken den Mastdarm heraus, waschen ihn mit den Fingern im Wasser und ziehen ihn wieder in den Leib hinein (Mula-Sodhana).
Die Abendländer können sich mit dem sog. Ganesa-Kriya begenügen, indem sie den After inwendig mit eingeseiften Fingern auswaschen. Dies hilft sogar über leichtere Fälle der Verstopfung hinweg.

c) Reinigung des gesamten Verdauungskanals

Bei den vorher behandelten Übungen war der mittlere Abschnitt des Verdauungsweges, nämlich der Dünndarm, unseren Reinigungsversuchen nicht zugänglich. Es gibt aber eine Prozedur – Varisara-Dhauti genannt – bei welcher der gesamte Verdauungskanal von oben bis unten gespült wird. Man trinkt auf einmal viel Wasser und macht das Uddiyana-Bandha (siehe oben) 10–12 Male. Dadurch wird das Wasser durch den Dünndarm gezwungen. Unmittelbar darauf macht man die sog. Nauli-Übung: bei hochgezogenem Zwerchfell (ohne Luft in der Lunge) drückt man die Bauchmuskeln in der Mitte (von den Seiten aus) nach vorn, bis sie einen Wulst bilden. Nun bewegt man diesen Wulst rund herum ebenfalls 10 bis 12 Mal. Durch diese rotierende Bewegung des Bauches wird das Wasser auch durch den Dickdarm gejagt. Wenige Minuten darauf kommt das Wasser auf mechanischem Wege zum After heraus – eine glänzende Durchspülung des ganzen Verdauungsweges!
Der hygienische Wert dieser Reinigungsübungen ist offensichtlich. Worin besteht aber der geistige Wert derselben? Patanjali erwähnt als Folgeerscheinung dieser körperlichen (und durch die Yama- und Niyama-Stufen auch geistigen) Reinigung »Abscheu (jugupsa) vor dem eigenen Körper, sowie Meiden des Verkehrs mit anderen (Körpern)« (Yoga-Sutra, II, 40). Das Originalwort jugupsa deutet jedoch, als Desiderativ-Form, zu-

nächst auf den »Wunsch, sich vor demselben (Körper) zu hüten, ihn zu vermeiden« – also auf eine rein-geistige Einstellung seinem eigenen Körper, sowie dem der anderen gegenüber, nicht auf »Abscheu« im eigentlichen Sinne des Wortes. Indische und besonders buddhistische Mönche legen allzugerne den weltlichen Yoga-Anhängern ans Herz, sich einer ständigen Betrachtung des physischen Leibes, wie ihn Manu in seinen Regeln für Asketen beschreibt, zu unterziehen:

> »(Der Körper ist) eine Säule aus Knochen, von Sehnen gebunden, mit Fleisch und Blut bezogen, mit Haut überdeckt, mit Urin und Kot gefüllt und übelriechend« . . .
>
> (Manu, VI, 76).

Es wird dabei jedoch eine Kleinigkeit vergessen, nämlich unsere Seele, unser Geist.

Diese »geistige« Übung – mangels anderer fruchtbarerer Beschäftigung – mag vielleicht den Mönchen, denn für sie allein war sie ja gemeint, sehr nützlich erscheinen, besonders wenn sie noch die Vorstellung des nach dem Tode verwesten Leibes hinzufügen. Uns Abendländern nützt diese rein-(vielmehr unrein-) asketische Selbstbetrachtung gar nichts. Sollen wir etwa ein Auto »verabscheuen«, nur weil es einen Auspufftopf hat? Oder sollen wir unser Leben lang traurige Gesichter machen, weil wir ja unseren eigenen Tod in uns dauernd mit herumtragen?!

Die dritte Stufe des Yoga heißt Asana (Körperstellung) und wird auch gewöhnlich nur so verstanden, nämlich als ein System der mehr oder weniger komplizierten Körperübungen, von denen die wichtigsten – welche auch die einfachsten sind – in ihrer Ausführung sehr an unsere gymnastischen Übungen (»Kerze«, »Schaukelpferd«, »Brücke« u. ä.) erinnern. Diese Ähnlichkeit trügt jedoch, denn die Yoga-Asanas sind in jeder nur denkbaren Beziehung das Gegenteil dessen, was heute die Grundlage jeder Gymnastik oder turnerischer und sportlicher Betätigung bildet. Und dennoch erreichen die Yoga-Körperstellungen unvergleichbar mehr, als Gymnastik und Sport je zu erreichen vermögen.

Was ist Asana? Das Wort bedeutet »Das Sitzenbleiben«, nicht bloß eine »Stellung«, die man einnimmt, um im nächsten Augenblick damit aufzuhören oder zur nächst-folgenden Stellung überzugehen. Dieses »Sitzenbleiben« ist das A und O der ganzen Technik und kommt nur dann zustande, wenn die jeweils eingenommene Körperstellung oder, richtiger gesagt, der Körpersitz oder -Lage, wie der alte Text »Yoga-Cintamani« kommentiert, »ohne Zittern und angenehm ist und von der man nicht zurückschreckt«. Offensichtlich ist dies eine Anspielung auf die immer wieder geübten fakirischen Verrenkungen. Noch klassischer drückt es Patanjali in seinem Yoga-Sutra (II, 46) aus: »Das Sitzenbleiben (muß) stabil und angenehm (sein)« und fügt im nächsten Satz hinzu: »(Dies wird erreicht) durch Lockerung der Anstrengung und Hingabe an das Unendliche«.

Jede Körperstellung verlangt demnach zunächst eine Anstrengung (prayatna), die sehr vorsichtig und langsam gesteigert wird. Daraufhin muß man sich entspannen, denn erst in dieser Entspannung beginnt das Asana zu wirken. Es ist deshalb weder »Verminderung der natürlichen Neigung (?) zu Rastlosigkeit« (Vivekananda), noch einfach »sanftes, beständiges Üben« (Sivananda), sondern viel mehr als das. Am besten kann man es durch ein »Gummischwamm-Prinzip« erklären: während bei jeder gewöhnlichen Gymnastik die Muskeln, gleich dem Gummischwamm, zuerst kontrahiert (der Schwamm wird zusammengedrückt) und dann nach Abschluß der Übung wieder entspannt werden (der Schwamm wird ins Wasser getaucht und losgelassen), wobei die erhöhte Blutzirkulation erst bei dieser Entspannung eintritt, wird das Muskelgewebe bei den Asanas dauernd gedehnt (der Schwamm wird mitten im Wasser einfach auseinandergezogen, wodurch das Wasser genauso in die Zellen hineindringt) – und das Blut bekommt dauernd einen freien Lauf. Das geschieht ohne Muskelanstrengung und infolgedessen auch ohne Ermüdung, diese ständige und unvermeidliche Begleiterscheinung jeder Gymnastik, jedes Turnens, jeder beliebigen Sportart. Deshalb macht es dem Yoga-Übenden nicht im geringsten etwas aus, eine oder zwei Stunden ununterbrochen Asanas zu machen, was bei Gymnastik oder Sport – besonders im vorgerückten Alter – kaum ohne Schaden für das Herz und andere Organe möglich wäre.

Die übungsbedingte Blutzirkulation bei Gymnastik oder Sport wirkt nur, solange diese betrieben werden und geschieht in Verbindung mit einem recht unregelmäßigen Atem – bei vielen Sportarten sogar von regelrechtem Ringen nach Atem begleitet – und hört mit der Beendigung der Muskelübung auf. Bei den Asanas dagegen verläuft sie bei vollkommen ruhiger Herztätigkeit und Atmung und wirkt noch lange Zeit, ja tagelang sozusagen »unterbewußt« im Körper nach, wie alle Übenden ohne Ausnahme bestätigen. Dies erreicht man einzig und allein durch einen besonderen Kniff, den Patanjali mit zwei knappen

Worten »ananta-samapatti« erklärt hat: diese Kombination, außer der üblichen Bedeutung – »Hingabe an das Unendliche« oder, wie Vivekananda meint, »Meditation über das Grenzenlose« – läßt auch eine andere Lesart zu, nämlich – eine »unendliche Hingabe«, ein »unbegrenztes Sich-Fügen« (Nachgeben des Körpers) in die erwähnte »Lockerung der Anstrengung« (Entspannung). Denn in jeder dieser merkwürdigen Körperstellungen muß man sich immer mehr und mehr, ja unbegrenzt entspannen, und in dem Maße, in welchem dies gelingt, wird auch das Resultat erlebt. Ohne diese Entspannung kann die Stellung weder stabil, noch angenehm sein und verstößt somit gegen die erste Grundregel der gesamten Asana-Technik.

Daraus folgt, daß jede Übung dieser Art nur insoweit gemacht werden darf, wie sie keine Schmerzen noch Unbehagen hervorruft. Es wird also nur cm-, ja millimeterweise vorgegangen. Ferner darf man dabei nicht unruhig werden oder die Stellung dauernd zu verbessern versuchen, sondern einfach an der »Schmerzgrenze« warten, bis der Körper nachgibt, was nach einer Weile unbedingt geschieht, wenn man nichts erzwingt. Der Körper darf nicht wissen, was man mit ihm vorhat.

Wird auch diese Regel beachtet und bleibt die Körperlage stabil, dann kann man sich allmählich entspannen. Die dadurch begünstigte Blutzirkulation beginnt ihre Arbeit. In diesem Sinne könnte man diese Asana-Stufe eine Blutgymnastik nennen, denn um die Wirkung des Blutes, dieses wichtigen Lebenselixiers, handelt es sich vorwiegend bei diesen Körperstellungen – nicht um die Muskelentwicklung, welche man bei jeder beliebigen Gymnastik haben kann. Durch eine sinnvolle Kombination verschiedener Körperstellungen, von welchen jedes Körperorgan, jeder Körperteil, jede Zelle speziell erfaßt und mit Blut beliebig versehen wird, erreicht man in jedem Einzelfall, sowie im allgemeinen, eine durchgreifende und systematische Gesundung des Körpers, so daß, wie theoretisch behauptet wird und die Praxis erstaunlicherweise bestätigt, jede funktionelle Krankheit im Laufe der Zeit beseitigt werden kann, vorausgesetzt natürlich, daß die Ursache derselben durch geeignete bzw. richtige Lebensweise ausgeschaltet wurde.

In zweiter Linie erstreckt sich die Wirkung der Asanas auf das Nervensystem. Wie die Yogis behaupten, speichern diese Übungen die Nervenkraft im Körper auf – im Gegensatz zu den Kraftübungen, die diese Kraft (eine Form der kosmischen Energie Prana) verbrauchen. Durch kombinierte Wirkung der Asanas und der Atemübungen vermag der Meister dieses Faches jedes

Organ seines Körpers mit dieser Energie zu laden und auch zu beherrschen.

Ferner erstreckt sich die Wirkung der Asanas, durch erhöhte Blut- und Energiezufuhr, auf die Drüsen der inneren Sekretion und bedingt auf diese Weise einen geregelten Stoffwechsel einerseits und eine Beeinflussung der Psyche andererseits, da diese Drüsen eine regelrechte Brücke zur seelischen Konstitution des Menschen schlagen. So vermag das betreffende Asana eine Unter- bzw. Überfunktion dieser Drüsen zur normalen Tätigkeit zurückzubringen und häufig auftretende Gegensätze wie Schüchternheit und Minderwertigkeitskomplexe (Unterfunktion der Nebennieren) einerseits und Draufgängertum und Streitsüchtigkeit (Überfunktion derselben) andererseits, oder etwa Lässigkeit und Passivität (Unterfunktion der Schilddrüse) – und Nervosität und übertriebene Geschäftigkeit (Überfunktion derselben) wesentlich abzudämpfen. Diese Möglichkeit, seelische Gegensätze rein physisch zu beeinflussen und zu korrigieren, war bereits den alten Weisen bekannt. Der letzte Leitsatz von Patanjali über die Asanas lautet: »Dadurch (d. h. durch die Beherrschung der Asanas) wird man von den Gegensätzen nicht betroffen« (II, 48).

Diese Gegensätze (dvandva) sind Hitze – Kälte, Schmerz – Wonne und darüber hinaus alle Licht- und Schattenseiten des Lebens, welche von nun an den Übenden nicht mehr aus dem Gleichgewicht zu bringen vermögen. Denn

> »Yoga ist seelisches Gleichgewicht.« (Gita, II, 48)

Dieses seelische Gleichgewicht ist die unbedingte Voraussetzung des endgültigen Erfolges im Yoga und wird in wesentlichem Maße durch längeres Training in dieser ersten praktischen Stufe des Yoga erreicht. Die ersten Spuren der Wirkung machen sich jedoch nicht eher als nach 5–6 Monaten, die körperliche Gesundung nach etwa 1–2 Jahren und die seelische Wirkung wohl nach noch längerer Zeit bemerkbar, aber jeder, der systematisch und täglich übt, wird den vollen Erfolg ohne Zweifel haben.
Nach diesen theoretischen Erklärungen gehen wir nunmehr an die Praxis.

Es gibt im Ganzen 84 Yoga-Stellungen (Asanas), die sich, je nach dem Körperteil, den jede Übung zum Gegenstand der Einwirkung hat, in 11 Gruppen einteilen lassen. Obwohl man theoretisch mit der Hauptstellung jeder dieser Gruppen ohne weite-

res auskommt, wenn es gilt, die schon vorhandene oder erworbene vollkommene Gesundheit des Körpers aufrechtzuerhalten. und so im allgemeinen etwa 15–20 Minuten täglich benötigt, so ist dies praktisch nur dann der Fall, wenn diese Hauptstellungen vollkommen beherrscht werden. Um diese Meisterschaft zu erlangen, muß man jedoch eine ganze Reihe anderer Übungen als Vor- und Zwischenstufen zuerst beherrscht haben, so daß sich ein Paradoxon bestätigt: »Je weniger Übungen man anwenden will, desto mehr Übungen muß man beherrschen!«
Für den täglichen Gebrauch empfehle ich folgende Reihe der Hauptübungen, die, wie gesagt, nur dann ausreichen, wenn sie in wirklicher Perfektion ausgeführt werden:

1. Entspannung (»Savasana«)
2. *Kopfstand* (»Viparitakarani-Mudra«)
3. *Kerze* (»Sarvangasana«)
4. Pflug (»Halasana«)
5. Fisch (»Matsyasana«)
6. *Kniekuß* (»Pascimottanasana«)
7. *Kobra* (»Bhujangasana«)
8. Libelle (»Salabhasana«)
9. Schaukelpferd (»Dhanurasana«)
10. Skorpion (»Vriscikasana«)
11. Diamantenschlaf (»Suptavajrasana«)
12. Brücke (»Cakrasana«)
13. *König der Fische* (»Matsyendrasana«)
14. *Dreieck* (»Trikonasana«)
15. Entspannung (»Savasana«).

Sollte man aus irgendeinem Grund verhindert sein, die ganze Reihe auszuführen, so muß man unbedingt wenigstens die »Sechs K-Übungen« (mit dem Buchstaben K an- oder ausgehend, in obiger Reihe kursiv gedruckt) machen, oder – wenn die Zeit noch knapper ist – mit Nr. 10 »Skorpion« allein auskommen. Man muß jedoch dessen ständig eingedenk bleiben, daß der Erfolg nur dann sicher ist, wenn die ganze Reihe der erwähnten 15 Übungen täglich durchgenommen wird. Ebenso wichtig ist es, am Anfang und am Ende die Entspannung nicht zu vergessen, die mindestens 1 volle Minute dauern soll.
Diese Entspannung ist besonders abends erforderlich, da man

sonst einen zu plötzlichen Übergang zu erhöhter Blutzirkulation bei Kopfstand und Kerze als unangenehmes Druckgefühl im Kopf empfindet. Der Mensch arbeitet den ganzen Tag mit dem Kopf nach oben, wodurch eine gewisse »Blutleere« im Gehirn, besonders bei geistiger Überanstrengung, entsteht. Diese Blutleere wird durch Entspannung wieder ausgeglichen. Morgens braucht man das nicht, da der Kopf während des Schlafes durch die Körperlage genügend mit Blut versehen wird. Um ganz sicher vorzugehen, empfiehlt es sich jedoch in jedem Falle, diese Entspannung – auch um vorübergehende Erschöpfung schnell zu beseitigen – vor und nach den Übungen vorzunehmen. Im letzteren Fall, beispielsweise, um sich mitten in der Arbeit rasch zu erholen, mache man Folgendes: man lege sich auf ein Sofa, jedoch so, daß der Körper bis zu den Knien aufliegt, die Unterschenkel und Füße jedoch vom Sofa herabhängen, und hält die in den Ellbogen eingeknickten Arme über (nicht unter!) dem Kopf. Bereits 5 Minuten in dieser Position wirken wie ½ Stunde Schlaf. Das Geheimnis dieser besonderen Stellung besteht in ausgestreckter Rückenlage, welche übrigens sofort verloren geht – und mit ihr auch die Wirkung –, wenn man auch die Füße auf dem Sofa hält.

Bevor man an die Übungen – und auch an diese Entspannung – herangeht, muß man, besonders morgens, da der Körper nach dem Schlaf immer steif ist, sich erst geschmeidig machen, sich richtiggehend »durchkneten«. Dafür gibt es ein ausgezeichnetes Mittel, das im ganzen Orient als »Bauchtanz« durchgeführt wird. Seine Handhabung ist ebenso leicht, wie der Tanz selbst elegant und graziös ist. Sowie aber die Bewegungen »eckig« und verkrampft werden, verfehlt diese Übung den eigentlichen Zweck – dem Körper durch sinnvolle Lockerung sämtlicher Gelenke eine geradezu schlangenmäßige Geschmeidigkeit zu verleihen. Das Geheimnis dieses Bauchtanzes, der, wenn er richtig geübt wird, den ganzen Körper erfaßt, liegt in den kreisenden Bewegungen jedes Körperteiles um das betreffende Gelenk.

Wir beginnen damit, daß wir eine gerade Haltung einnehmen.

1) Zunächst heben wir abwechselnd ein Knie nach dem anderen, indem wir die Fußspitzen am Boden behalten. Bei jeder Hebung drehen wir den Rumpf und besonders die Schultern (aber ohne den Kopf zu bewegen) nach derselben Seite, auf der das Knie gehoben wird.

2) Nun heben wir auch noch die Schultern hoch, und zwar auf derselben Seite mit dem Knie. Wenn diese beiden Übungen gleichzeitig durchgeführt werden, ergibt sich bereits die erste

Kreisbewegung der Schultern. Man versucht nun, den Kopf gegen die jeweils gehobene Schulter zu neigen und, wenn auch dies gelingt, diese Kopfneigung auch möglichst kreisförmig zu machen. So haben wir bereits zwei Kreisbewegungen.

3) Wenn alles Obengesagte auf einmal durchgeführt werden kann, versucht man, auch die Hüftgelenke möglichst im Kreis zu bewegen d. h. mit dem Unterleib einen Kreis zu beschreiben. Wenn man sich im Takt der Schulterdrehung etwas nach vorn bückt, geht es ohne Mühe.

4) Nun wird noch etwas hinzugenommen – das Heben der Ellbogen (locker!) und der Handgelenke, wobei die Arme immer entgegengesetzt gehen – nie beide in der gleichen Richtung: wenn also das rechte Handgelenk, die rechte Schulter und der rechte Ellbogen nach oben gehen, bewegen sich die linke Schulter, der linke Ellbogen und das linke Handgelenk nach unten – und umgekehrt. Dabei geht von der ganzen Hand das Handgelenk zuerst – die Finger hält man so, daß der Mittel- und Ringfinger jeder Hand etwas krumm aber fest zusammengehalten werden, die übrigen Finger und Daumen locker, was eine elegante Handstellung der griechischen Plastiken wiedergibt.

5) Zum Schluß fügt man auch die kreisende Bewegung der Hände (schnell) um jedes Handgelenk hinzu (in Gegenrichtung des Uhrzeigers).

Dieser Bauchtanz verlangt freilich recht viel Übung, aber der Erfolg bleibt nicht aus, und auch im Leben spürt man »den Segen« dieses Tanzes, wohl die Quintessenz und Grundlage eines jeden Tanzes. Sämtliche Körperbewegungen werden ausgeglichener und harmonischer. Kenner der alt-griechischen Kunst sehen in diesem Bauchtanz das Prinzip des berühmten »Contraposto«, das Geheimnis der körperlichen Eleganz des alten Hellas.

Nach dieser Vorbereitung – die Frauen werden während ihrer monatlichen Periode ihre Körperübungen auf diesen Bauchtanz beschränken müssen – beginnen wir mit unserer Übungsreihe.

Als erstes wird Entspannung (»Savasana«) geübt – und das will gelernt sein. Auf dem Teppich (nicht im Bett!) ausgestreckt halte man den ganzen Körper locker und ohne jegliche Spannung. Als Kontrolle dienen zwei Kniffe:

(1) Die Füße müssen mit den Spitzen den rechten Winkel bilden, wenn die Beine wirklich entspannt sind – also nicht etwa parallel liegen oder übereinander gelegt werden.

(2) Wenn man die Finger schnell und kräftig zusammendrückt (zur Handfläche) und sofort losläßt, springt der ganze Unterarm mit der Hand bis zur Schulter hoch und fällt leblos wieder zurück. Dies ist nur möglich, wenn die Arme entspannt sind. Allerdings dürfen die Hände nicht auf den Handrücken, sondern auf den Handkanten (mit dem Daumen nach oben) liegen.

In dieser Entspannung bleibt man – wenigstens im Anfangsstadium – solange, bis man das Gefühl hat, man möchte nur ungern aufstehen – ein Zeichen, daß die Entspannung wirkt.

Es folgt eine weitere Vorbereitung – die sogenannte »Ellbogenstütze«. Zunächst stellt man die Füße nur etwa eine Fußlänge (nicht mehr!) auseinander. Dann stützt man das Kinn auf die Hände, wobei die Ellbogen zusammen gehalten werden müssen. Man senkt dabei den Kopf möglichst nach hinten und nun versucht man, mit möglichst flachem Rücken und hohlem Kreuz (keine Angst – dadurch wird das Kreuz erst gerade!) sich im Hüftgelenk nach vorn zu beugen, mit der Absicht, die immer zusammengehaltenen Ellbogen schließlich auf den Fußboden zu stellen.

Die Hauptsache dabei ist – wie es übrigens in jedem anderen Asana mehr oder weniger der Fall sein muß – Kopf, Hals und Rücken gerade (Kopf nach hinten) und steif zu halten und sehr langsam vorzugehen. Man darf allerdings nur soweit gehen, wie es der Körper ohne Schmerzen gestattet. Treten Schmerzen auf, so muß man sofort verharren und abwarten, bis sie schwinden. Man wird staunen, wie weit der Körper nachzugeben vermag. Wer auf diese Weise in jeder Übung vorgeht, der lernt ohne Schmerzen, auch ohne »Muskelkater«, das ganze System beherrschen. Wenn das Schmerzgefühl nicht schwindet, so ist es ein Zeichen, daß es für heute genug ist – und morgen ist ja auch ein Tag. Auf keinen Fall darf man Schmerzen, Unbehagen oder gar Schwindelgefühl aufkommen lassen. Dies sind sichere Zeichen, daß etwas nicht stimmt – entweder die persönliche Grenze ist überschritten worden, oder die Übung mit falscher Technik ausgeführt. Nur Ü b u n g macht den Meister – aber Übungen macht auch der M e i s t e r!

Kopfstand (Sirsasana)

Nachdem der Körper durch den »Bauchtanz« und die »Ellbogenstütze« geschmeidig gemacht und durch die Entspannung (Savasana) auf einen erhöhten Blutdruck im Kopf vorbereitet wurde,

beginnen wir das erste und dabei das wichtigste aller Asanas, den Kopfstand, zu beherrschen. Obwohl diese Körperstellung meistens erst nach der ganzen Reihe aller anderen als Abschluß gemacht wird, empfehle ich die von mir im vorigen Abschnitt angegebene Reihenfolge der Asanas, wonach der Kopfstand als erstes geübt und durchgeführt wird.
Die Erfahrung lehrt, daß der Kopfstand leichter und mit weniger Kräfteaufwand als erste Übung der ganzen Reihe gelingt, als wenn er zum Schluß gemacht würde. Dasselbe gilt auch für den ganzen Tag, d. h. der Kopfstand gelingt besser am Morgen bzw. unmittelbar nach dem Erwachen, als am Abend oder vor dem Einschlafen: wie bereits erwähnt, empfindet man beim Kopfstand am frühen Morgen keinen unangenehmen Blutdruck im Kopf, weil man ja die ganze Nacht lang im Bett gelegen und durch diese Körperlage den Kopf auf den erhöhten Druck der Blutzirkulation beim Kopfstand vorbereitet hat. Andererseits braucht man diesen Übergang (durch Savasana) unbedingt, wenn man andere Übungen und besonders den Kopfstand abends machen muß. Darüber hinaus ist die Praxis der Asanas unmittelbar vor dem Schlafengehen nicht zu empfehlen, da man dadurch besonders munter wird und es schwer fällt, einzuschlafen.
Dies ist allerdings nur am Anfang der Praxis der Fall, denn mit der Zeit wird man auch dieser Schwierigkeit Herr werden. Im übrigen verfolgt die angegebene Reihenfolge (vom Kopfstand zum Dreieck) einen bestimmten Zweck: da jede dieser Hauptstellungen in der Hauptsache die entsprechende Drüse innerer Sekretion, die ihrerseits auch mit den seelischen Funktionen des Menschen wie ja mit dem ganzen diesbezüglichen Abschnitt des Körpers verbunden ist, speziell beeinflußt, wird damit der spezifische Charakter der geistig-körperlichen Entwicklung im Raja-Yoga, der schönsten aller Yoga-Arten, als vom Geist (Zirbeldrüse) zur Materie gehend (Keimdrüsen) und nicht umgekehrt von der Materie zum Geist, wie es im Hatha-Yoga geschieht, unterstrichen. Im Augenblick läßt sich der Unterschied dieser beiden Richtungen nicht näher erklären, was einem der späteren Abschnitte vorbehalten bleibt. Wir sind Kinder des Lichtes, vom Geist und im Geist geboren und im Geist sollen wir bleiben, selbst wenn wir durch die Materie hindurch müssen: der Mensch muß mit beiden Füßen fest auf der Erde stehen, mit dem Herzen überall sein, und mit dem Kopf im Himmel.
Um den Kopfstand schnell zu beherrschen, empfiehlt es sich, stufenweise vorzugehen.

Stufe 1: Man kniet vor einem in der Karo-Position gelegten Kissen, legt die zusammengefalteten Hände an die Spitze desselben mit dem Ellbogen in anderen Spitzen (also rechtwinklig) und stützt den Kopf auf die Stirn (am Haaransatz, später auf den Scheitel), so daß ihn die Handflächen von den Seiten festhalten (den Kopf nicht auf die kleinen Finger legen!). Nun hebt man die Knie und, indem man sie ganz locker hält, versucht man die Knie soweit an die Brust zu bringen, bis man das Gefühl hat, die Füße könnten sich vom Boden lösen. Ist das der Fall, so hebe man die Füße nur einige Zoll vom Fußboden hoch und bemühe sich, in dieser Position das Gleichgewicht zu erreichen. Man vermeide vor allem, beide Beine sofort hoch zu heben oder zu strecken! Ist das Gleichgewicht mit den Fußspitzen in der Luft erreicht, so ist der Zweck dieser Vorübung erfüllt. Unter keinen Umständen darf man von Anfang an diese Vorstufen überspringen und das Endresultat – den fertigen Kopfstand – probieren, sonst bleibt man dauernd, manchmal monatelang, in den Kinderschuhen stecken. Sollte man dabei das Gleichgewicht verlieren, so braucht man keine Angst zu haben – Finger auseinander und über Kopf und Rücken abrollen lassen. Es kann nichts passieren, solange man die Beine nicht ausgestreckt hat.

Stufe 2: Beherrscht man in der Stufe 1 das Gleichgewicht, dann darf man an die nächste herangehen. Man hebt nun langsam die Knie (nicht die Füße, die möglichst nah am Gesäß bleiben müssen!) hoch und zwar dadurch, daß man vorsichtig das Kreuz durchdrückt. Auch diese Position verlangt eine Beherrschung des Gleichgewichts – je höher die Knie gehoben werden, desto besser. Man verbleibt in der Endstellung eine Weile und kommt auf dieselbe Weise zurück zum Fußboden.

Stufe 3: Hat man auch die zweite Stufe in der Gewalt, so wagt man sich – und keineswegs eher – an die Endstufe heran: ohne das gewonnene Gleichgewicht zu verlieren, streckt man beide Beine langsam aus, indem man jetzt wieder die Füße hochhebt. Dementsprechend muß man das Kreuz wieder etwas durchdrükken, damit das Gleichgewicht nicht verloren geht und der Übende nicht auf den Rücken fällt. Aber selbst in diesem Fall wird nichts passieren, wenn man sich langsam mit dem runden Rücken fallen läßt, obwohl dies eigentlich nie zustande kommt, wenn man die ersten zwei Stufen richtig ausführt. Genau in derselben Reihenfolge und mit derselben Technik kommt man herunter.

Für diejenigen, welche trotz aller Mühe diese Übung nicht beherrschen können, wird eine Konzession gemacht: man legt das Kissen mit der Spitze in eine freie Zimmerecke und darf nun das Gesäß mit einem leichten »Schups« in die Ecke hineinplacieren. Nun besteht keine Gefahr, denn man kann weder auf den Rükken (in die Ecke), noch nach der Seite herunterfallen – das einzige, was zu machen bleibt, ist die Beine hochzuheben. Zurück geht man auch leicht: man braucht nur das eine Bein langsam herunterzulassen, das andere Bein bleibt fest in die Ecke gedrückt, um das Herunterlassen des anderen Beines auszubalancieren. Mit der Zeit braucht man die Ecke nicht. Man darf den Kopf nur nicht sehr weit von der Ecke (höchstens eine Kopflänge!) auf das Kissen stützen, sonst rutscht man mit dem Rükken in die Ecke und kommt nur schwer heraus.

Die Dauer der Übung: jeweils nur einige Sekunden am Anfang, und jede Woche (beim täglichen Üben) nur etwa 15 Sekunden zulegen, bis man auf die Dauer von 10–15 Minuten kommt – dann kann man allmählich wieder die Dauer verringern, um schließlich bei 5 Minuten täglich zu bleiben.

Diese Verlängerung der Dauer ist notwendig, weil man erst bei etwa 10 Minuten feststellen kann, daß der Kopfstand wirklich vollständig beherrscht ist, denn bei kürzerer Dauer merkt man etwaige körperliche Beschwerden wie Ziehen, Schmerzen, Einschlafen des Armes u. ä., die nur bei längerer Einhaltung dieser Stellung auftreten und auf Fehler in der Ausführung hinweisen, in der Regel nicht. Dasselbe gilt, wenn auch im geringeren Maße, auch für alle anderen Übungen. Ferner ist noch zu beachten, daß man gerade stehen bleibt, denn viele Menschen – nicht zuletzt infolge einer skoliotischen Rückgratslage, die viel öfter vorkommt, als man glaubt – merken erst, daß sie im Kopfstand schief stehen, wenn sie darauf aufmerksam gemacht werden bzw. ihr Spiegelbild in einem Wandspiegel zu sehen bekommen. Zweitens muß man bei erhöhtem Hungergefühl, (normalerweise nach mehr als 8 Minuten Dauer), unbedingt etwas zu sich nehmen, etwa eine Tasse Milch oder einen Apfel u. ä., da das durch den Kopfstand angeregte Verdauungsfeuer am eigenen Körper zu zehren beginnt, wenn man ihm keine Nahrung zuführt.

Hat man im Kopfstehen Vollkommenheit erreicht, so kann man sich durch folgende Kontrolle prüfen: man steht mit geschlossenen Augen und atmet durch die Nase. Die erste Zeit bleibt die Nase etwas belegt und das Atmen durch sie fällt schwer. Solange dies der Fall ist, wird der Kopfstand nicht beherrscht.

Eine weitere Kontrolle ist, im Kopfstand pendelartig (gleich-

mäßig) zu atmen, so daß die Einatmung genauso lange dauert wie die Ausatmung. Ist der Kopfstand vollkommen und der Atemrhythmus ebenfalls, so erlebt der Yogi ein merkwürdiges Phänomen: ihm ist, als wäre sein ganzes Bewußtsein im Kopf allein, denn das Gefühl des gesamten Körpers schwindet vollständig, als ob sein Kopf von ihm abgetrennt wäre. Man muß nur acht geben und nicht umfallen.
Die Wirkung des Kopfstandes auf den Körper ist offensichtlich: alle Gelehrten sind sich darüber einig, daß der Mensch (homo sapiens) als Zweifüßler die vollständige Durchblutung seiner Hirnpartie und Kopforgane wie Augen, Ohren usw. in einem Maße eingebüßt hat, das in keinem Verhältnis zu der immer größeren Beanspruchung im Leben steht und deshalb als einer der wichtigsten Krankheitsfaktoren anzusehen ist. Wenn man bedenkt, daß das Herz in 24 Stunden, bei Beförderung von 18 Tonnen Blut durch die Adern – eine Arbeitsleistung, die ein Fahrstuhl mit 3 Personen bei einer Fahrt bis zu 100 Meter Höhe schafft – eine nie ruhende, nie müde-werdende Kraft aufzubieten hat, weil es bei gerader Körperhaltung gegen die Schwerkraft kämpfen muß, erscheint einem die ungeheuere Hilfe durch den Kopfstand für diese Herztätigkeit, die das ganze Leben lang nicht für einen Augenblick aufhört, eindeutig. Daraus ergibt sich, daß in Indien der Kopfstand den herzleidenden Kranken mit großem Erfolg verschrieben wird, gerade weil er das schwache Herz in dieser enormen Arbeitsleistung ungemein entlastet. Die besondere Durchblutung des Kopfes führt ferner zu einer unvergleichlich besseren Funktion des Gehirns, der Augen und Ohren und aller intellektuellen Fähigkeiten und in erster Linie des Gedächtnisses. Diese Tatsache wird von vielen Studenten und allen, die ein Examen oder sonst eine schwere Geistesprüfung mit Hilfe des Kopfstandes leichter bestanden haben, immer wieder bestätigt. Darüber hinaus werden von den indischen Ärzten viele Krankheiten auf diese Weise behandelt. Swami Sivananda Saraswati, ein großer indischer Arzt und Yogi, berichtet:

> »Personen, die an den Krankheiten von Augen, Nase, Kopf, Hals, Magen, Ausscheidungs- und Geschlechtsorganen, Leber, Milz, Lungen, oder an Nierenkoliken, Taubheit, Hämorrhoiden, Asthma, Schwindsucht, Pyorrhoea, Verstopfung und vielen anderen Krankheiten leiden, werden bei der Praxis des Kopfstandes eine große Erleichterung finden. Unfruchtbarkeit verschwindet, ebenso viele Gebärmutter- und Eierstockleiden.«

Damit ist die Wirkung dieser Körperstellung bei weitem nicht erschöpft. Der Kopfstand regt im stärksten Maße die Hypophyse und die Zirbeldrüse zur richtigen Funktion an. Dies bedeutet in erster Linie eine Regelung des Stoffwechsels durch eine erhöhte Hormonproduktion und ermöglicht somit eine durchgreifende Belebung und Verjüngung des gesamten Organismus. In der Tantra-Literatur heißt dieser Kopfstand deshalb Viparitakarani-Mudra, d. h. »Umgekehrt-wirkendes Siegel«, wofür folgende Erklärung gegeben wird:

> »An der Nabelwurzel weilt die Sonne, an der Gaumenwurzel der Mond. Die Sonne verzehrt den (vom Mond tropfenden) Nektar und so ist der Mensch dem Tode verfallen. Bringe die Sonne nach oben und den Mond nach unten ...«
> (Gheranda-Samhita, III, 33–34)

Die »Sonne« ist hier das Verdauungsfeuer im Bereich des Sonnengeflechts, der »Mond« die Hypophyse (hypophysis cerebri) und der »Nektar« die von dieser Drüse erzeugten Hormone. Das »Leben« (metabolisches Gleichgewicht) erfährt dadurch einen neuen Aufschwung, daß die normalerweise durch die »Sonne« (Verbrennungsvorgänge im Organismus) verzehrten »Nektartropfen« (die in die Blutbahn gelangenden Hormone) nunmehr in erhöhtem Maße produziert werden und somit den »Tod« (katabolische Erscheinungen) in Schach halten (durch anabolische Erscheinungen ausgleichen oder gar überbieten). Daß die alten Weisen über diese Vorgänge im menschlichen Körper genauestens orientiert waren, darf uns nicht Wunder nehmen, denn selbst die erst Anfang des 20. Jahrhunderts entdeckte Struktur der Atome scheint ihrem geöffneten »Dritten Auge« kein Geheimnis gewesen zu sein, da wir beipielsweise folgenden Satz in einem alten Text finden:

> »Es gibt weite Welten, alle in der Höhlung jedes Atoms untergebracht, mannigfaltig wie die Staubkörnchen im Sonnenstrahl.« (Yoga Vasistha)

Nicht zuletzt wäre noch eine erhebliche Wirkung dieser Körperstellung in geistiger Hinsicht zu erwähnen: da das Hypophyse-Zentrum (Ajna-Cakra) eine Hauptrolle in der Konzentration der Gedanken spielt und die Zirbeldrüse als das »Dritte Auge«, das Organ der übersinnlichen Wahrnehmung (Erkenntnis der Wahrheit als Endziel des Yoga), einer besonderen Pflege bedarf, erscheint der Kopfstand als Mittel – wohl das einzige in unserer zivilisationsfreudigen Epoche – um die beiden Drüsen und vor allem die letztere in ihrer Tätigkeit anzuregen. Vor Jahrmillionen war die Zirbeldrüse als Scheitel- bzw. Stirnauge stark ausgebildet, welchem Umstand der Urmensch seine mehrhundertjährige Lebensdauer, seinen Riesenwuchs und nicht zuletzt seine Fähigkeit des Natursichtigen und des Magischen – wenn auch auf Kosten des Intellekts – verdankte. Eine der vornehmsten Aufgaben des Yoga-Trainings ist es, dem modernen Menschen ohne Schaden für seinen Intellekt diese von ihm längst verlorenen Fähigkeiten wieder zu geben. In dieser Hinsicht ist dieses »umgekehrtwirkende Siegel« als Unterstützung für das Hauptmittel – Konzentration des Geistes auf die Zirbeldrüse (wovon noch später eingehend berichtet wird) – zu verstehen.

Kerze (Sarvangasana)

Als nächste Körperstellung, selbst wenn man die erste, wie auch alle anderen, noch nicht restlos beherrscht, wird die in Europa sattsam bekannte »Kerze« geübt, jedoch in einer wesentlich anderen Ausführung. Hier, wie übrigens auch in den anderen Körperstellungen der ganzen Reihe, geht es keineswegs um Eleganz oder einen glänzend gekonnten Schwung oder dergleichen, wodurch sich diese wichtige Stellung in europäischen Gymnastikschulen auszeichnet. Es ist ja auch keine Gymnastik, was im Yoga gemeint wird, höchstens eine »Blutgymnastik«. Während bei einem schnellen Schwung der Beine das Blut zentrifugal in die Beine und Füße getrieben wird, um sofort (weil man sonst diese »Kerze« nur ihres Schwunges wegen, also nur sekundenlang macht und gleich wieder herunter kommt) mit dem Herunterlassen der Beine zurückzufließen, bleibt das Blut bei der yoga-mäßigen Ausführung der »Kerze« im Rumpf und fließt langsam im erhöhten Maße dem Halse und dem Kopfe zu, wirkt demnach entgegengesetzt. Dadurch erklärt sich übrigens die Tatsache, daß die indische »Kerze« die Krampfadern und andererseits die Erkrankungen der Schilddrüse, der Mandeln usw. durch ständige Übung beseitigt, was man von der europäischen schwungartigen Übungsweise bestimmt nicht behaupten kann. Daraus ergibt sich die richtige Technik: die Beine werden eine halbe Minute lang hochgehoben, wenn es mit einem Mal nicht geht, sogar mit einer Zwischenstation. Auch hier gilt das uns bereits bekannte Grundprinzip: nur zollweise vorgehen!

Den Atem darf man keineswegs stauen – es wird entweder ausgeatmet, oder – wenn es anfänglich nicht leicht erscheint – normal ohne Atemanhalten ein- und ausgeatmet. Diese Atemregel bleibt bei allen Asanas durchweg beibehalten. Sonst besteht die Gefahr, daß das Herz angegriffen wird.
Ist die vollkommen ausgestreckte Position der Beine (die Füße weg vom Gesicht, das Brustbein gegen das Kinn gepreßt und das Kreuz durchgedrückt halten!) erreicht, so wird erst eingeatmet oder – wenn man vorher mit dem Ausatmen allein auskommen konnte – weiter normal (durch die Nase!) geatmet.
Die Dauer der Übung: mit ½–1 Minute anfangen, sekundenweise zulegen (nur in dem Maße, wie es ohne Unbehagen möglich erscheint), bis auf 10 Minuten bringen und dann wieder auf 4–5 Minuten zurückkommen. Man hüte sich, zu schnell zur elegant-wirkenden aber anstrengenden Variation der »Kerze« (wird ohne Armstütze durchgeführt) überzugehen. Letztere Variation ist eher eine Kontrolle, daß der Körper mit oder ohne Armstütze gleich senkrecht bleibt, aber nicht als eine Dauerstellung anzusehen. Denn die Dauer der eingenommenen Position, in welcher man sich nunmehr zu entspannen hat, ist das Erstrebte, nicht eine artistische Leistung oder – wie es am Anfang oft verlockend ist – Vorspiegelung falscher Tatsachen.
Die Wirkung der »Kerze« erstreckt sich in erster Linie auf die Schilddrüse, die Nebenschilddrüsen und die Mandeln und regelt deshalb das metabolische Gleichgewicht, indem sie die Schilddrüse zu richtiger Tätigkeit anspornt bzw. besänftigen hilft (im letzten Fall mit entsprechender Gedankenkonzentration verbunden). Ferner stärkt sie – durch die Nebenschilddrüsen – die Widerstandskraft gegen Wundstarrkrampf (tetanus) und Aussatz (lepra), erhält die Mandeln im gesunden Zustand und macht deren operative Entfernung unnötig.
Die Unzweckmäßigkeit der Mandelentfernung, die schon von Homes, Peller und Yestrowa behauptet, durch 20-jährige Versuche an 20 000 Kranken durch die Brüder Calderoli, Professoren an der Universität Bergamo, bewiesen und auf internationalen Ärzte-Kongressen in Turin, Parma und London anerkannt wurde, wird dadurch besonders deutlich. Selbst bei herannahender Mandelentzündung gelingt es durch minutenlange »Kerze« mehrmals am Tage, die Erkrankung im Keime zu ersticken, ja, eine regelmäßige Übung bekämpft sie restlos. Man beachte andererseits die Schäden der Tonsillectomie:

»Die totale und voreilige Herausnahme der Mandeln vermindert, in gewissen Fällen sogar ernsthaft, die psychosomatischen sowie die Bewegungs- und Sexualfunktionen. Die Mattigkeit und Müdigkeit selbst nach der Ruhe ist das typische Zeichen, welches man bei den Operierten feststellt. Sie widerstehen nicht mehr der Müdigkeit, der Kälte, der Hitze, dem Hunger oder dem Durst. Das Sehvermögen vermindert sich. Ihnen fehlt die psychische und physische Energie, die unerläßlich ist, um dem harten Lebenskampf die Stirne zu bieten. Frauen neigen zur Unfruchtbarkeit – alles funktionelle Störungen, welche enorme Nachteile im persönlichen, sozialen und Familienleben nach sich ziehen.« (Dr. Marco Todeschini in »La Psicobiofisica«, Bergamo 1953)

Diese Körperstellung macht ferner das Rückgrat kräftig und elastisch, beseitigt verschiedene Verdauungsstörungen wie Dyspepsie, Verstopfung u. ä., verhütet Blinddarmentzündung und wirkt im übrigen verjüngend in so starkem Maße, daß sie sogar der Steinach'schen Transplantation der Affendrüsen nicht nachstehen soll. Die wohltuende Wirkung der »Kerze« – sie hilft unter anderem auch den erhöhten Blutdruck herabsetzen – erstreckt sich auf den ganzen Körper, wodurch sich ihre indische Bezeichnung »auf alle Körperteile wirkend« (sarva-anga-asana) erklären läßt.

Pflug (Halasana)

Wird die Position der »Kerze« vollständig beherrscht und der Rumpf dabei senkrecht gehalten (mit oder ohne Armstütze), so kann man den nächsten Schritt wagen. Aus der »Kerze« heraus versucht man je ein Bein abwechselnd über den Kopf zurück bis zum Fußboden zu bringen. Das andere Bein wird dabei zum Ausgleich, wenn nötig, entgegen geführt, um den eventuellen Sturz nach hinten zu vermeiden. Lassen sich beide Beine gleichzeitig mit den Fußspitzen auf den Boden bringen, ohne daß man den Rumpf bewegt, so zeigt diese Kontrolle – abwechselnd die Beine hoch (»Kerze« mit Armstütze), dann beide Füße und Handflächen auf den Fußboden bringen und den Rumpf unbeweglich halten! –, daß die »Kerze« tatsächlich endgültig beherrscht ist.
Die übliche Forderung, daß der ganze Körper in der »Kerze« vollkommen senkrecht gehalten werden muß, gilt nicht für alle Menschen, höchstens für Frauen, denn bei den meisten Männern läßt sich der hohe Brustkasten nicht so weit ans Kinn bringen.

Dasselbe ist auch bei der nächsten Übung – dem »Pflug« – der Fall, wie wir gleich sehen werden.
Beim »Pflug« (Halasana) bringen wir, genau so wie in der »Kerze«, beide bis zu den Zehenspitzen gestreckte Beine möglichst langsam (½ Minute lang) hoch, aber nicht nach oben, sondern gleich nach dem Hochheben des Beckens über den Kopf nach hinten, bis die Fußspitzen (gestreckt) den Boden berühren. Die Handflächen bleiben zunächst am Boden. Sollte es dem Übenden von Anfang an nicht gelingen oder die Übung in den Kniekehlen schmerzhaftes Ziehen verursachen, so empfiehlt es sich, die Beine weit auseinander zu halten, eventuell auch die Knie einzuknicken und sogar auf die Schultern zu legen.
Erst nach und nach versuche man, die Knie durchzudrücken und schließlich auch die nunmehr gestreckten Beine allmählich zusammen zu bringen. Im Endeffekt kann man die Arme über dem Kopf eingeschlossen halten, wodurch man den Unterleib noch weiter (übers Gesicht hinweg) zurückschieben kann. Dies ist allerdings nur den Frauen oder Männern mit flachem Brustkasten möglich. Als Kontrolle für die richtige Technik (nicht aber als ständige Übung zu verwenden!) macht man am besten Folgendes: man streckt die Arme über dem Kopf und legt die Handrücken mit den Fingernägeln auf den Fußboden. Nun führt man mehrere Male den »Pflug« aus, schwungartig (jedoch ohne Ruck!) und flott, und kommt wieder zur Ausgangsstellung zurück, achtet aber während dieses Schwingens der Beine darauf, daß die Fingernägel stets am Boden bleiben. Man darf also die Beine weder ruckartig und mit Aufschlag schwingen, noch mit den Fingerspitzen den Boden auch nur für einen Augenblick verlassen. Die Dauer der Übung: einige (etwa 10) Sekunden am Anfang, sekundenweise jede Woche zulegen und bis auf 2 Minuten Dauer (für eine ausgesprochen geistige Wirkung noch länger) bringen. Man muß sich hüten, die Dauer der Übung ohne Vorbereitung oder zu schnell zu steigern, denn ziemlich heftige krampfartige Schmerzen (am nächsten oder sogar am übernächsten Tag) im Rücken, die ganz plötzlich eintreten und etwa 1–2 Tage bei jeder unvorsichtig-schnellen Bewegung etwa ¼ Minute bleiben, sind die übliche Folge der Voreiligkeit. Man verlasse sich deshalb mehr auf das eigene Körpergefühl als auf theoretische Maßstäbe.
Die Wirkung dieser Körperstellung ist sehr vielseitig: außer der offensichtlichen Belebung und Durchblutung der Rückenpartie, deren Muskeln und Nerven sowie der Wirbelsäule, wodurch eine außerordentlich starke »Verjüngung« des Körpers und nie ver-

spürte Elastizität und Leichtigkeit und Wendigkeit desselben empfunden wird (man fühlt sich, als hätte man kein Körpergewicht und könnte fliegen), erstreckt sich die Wirkung auf die inneren Organe, in erster Linie auf Geschlechtspartie, Verdauungsorgane, Schild- und Nebenschilddrüse usw. – in einem Wort eine verstärkte Wirkung der »Kerze«. Leiden wie Myalgia (Muskelschmerz), Lumbago (»Hexenschuß«), Neuralgie, Steifheit des Halses, ferner Verstopfung selbst chronischer Natur, chronische Gastritis, Vergrößerung der Milz und der Leber u. a. m. werden behoben. Besonders hervorzuheben ist die Beseitigung der Schlaflosigkeit, sowie Beruhigung der Geschlechtsregungen.

Diese Stellung bildet ein Bindeglied zwischen der »Kerze« und dem »Kniekuß«, und das Merkmal (Kontrolle), ob man zum Übergang »reif« ist, liegt in Folgendem: in der Pflug-Stellung legt man die Hände auf die Fesseln, schiebt das Gesäß etwas nach vorn, wodurch die Knie aufs Gesicht kommen. Ist man imstande, die durchgedrückten Knie ans Gesicht zu drücken, ohne daß man Schmerzen oder Unbehagen in den Kniekehlen empfindet, so ist die Bahn frei für die nächste Übung.

Fisch (Matsyasana)

In den weitaus meisten Fällen gelingt es dem Übenden auf dieser Stufe noch kaum, den für die Fisch-Stellung notwendigen einwandfreien Lotossitz einzunehmen (wobei die Füße in die Leistenbeugen gelegt werden). Da jedoch dieser »Fisch« nach indischer Vorschrift unmittelbar nach der »Kerze-Reihe« (Kerze, Pflug u. ä.) gemacht wird, um die nach den Übungen dieser Gruppe zusammengedrückte Halsgegend zu entspannen, muß man sich wenigstens mit dem halben »Fisch« begnügen: die Fußsohlen werden entweder aneinander gedrückt oder die Unterschenkel nebeneinander (parallel) gelegt und man bemüht sich, die Knie möglichst am Boden zu behalten. Im übrigen geht man genau so vor, wie in der »ganzen« Stellung – mit den Händen an den Hüften stützt man sich auf Ellbogen und Scheitel des Kopfes. Eine leichtere Variation: mit der gleichen Beinlage flach auf dem ganzen Rücken liegen und die gefalteten Arme über dem Kopf halten.

Der Leser macht sich vielleicht Gedanken darüber, weshalb diese Verrenkung der Beine überhaupt nötig ist, wenn, wie er sogleich erfährt, die Wirkung sich hauptsächlich auf Brustorgane und Kopf erstreckt, und, ferner, was diese Stellung mit dem Fisch zu tun hat. Nun, diese Beinstellung hilft den Brustkorb richtig ausbreiten und dehnen, was ausbleibt, wenn man, wie jeder sich sofort überzeugen kann, einfach mit gestreckten Beinen auf dem Boden liegt. Und der Name »Fisch« ist von der Tatsache abgeleitet worden, daß der Übende in dieser Körperlage sich ohne jegliche Bewegungen über Wasser halten, gewissermaßen »wie ein Fisch« schwimmen kann. Hier spielt ein besonderer Atem, der sog. »Voll- bzw. Zwerchfellatem« die Hauptrolle, wie später im Kapitel Yogi-Atmung noch eingehend berichtet wird. Man bleibt in dieser »Fisch-Stellung« am Anfang nur einige Sekunden, im allgemeinen aber nur ⅓ der Zeit, die man für eine Kerze und den Pflug beansprucht, also höchstens 2 Minuten lang. Die Wirkung der »Fisch-Stellung« umfaßt in der ersten Variation die Hypophyse und Zirbeldrüse und wirkt somit, wenn auch in bedeutend schwächerem Maße, ähnlich wie beim Kopfstand. Sie kann deshalb von denen mit Vorteil extra geübt werden, die aus irgendeinem Grund den Kopfstand weglassen müssen. Ferner bewirkt diese Stellung, durch Dehnung der Halspartie, eine erhöhte Durchblutung der Schild- und Nebenschilddrüsen, ist also eine Ergänzung der »Kerze«. In der Hauptsache jedoch – selbst in der leichteren zweiten Variation – werden dadurch Herz und Thymusdrüse erfaßt und in der richtigen Funktion unterstützt. Wenn wir bedenken, daß die übermäßige Funktion der Thymus-Drüse einen Herzkollaps hervorruft, erscheint uns diese Übung als Koordinierung dieser beiden Organe besonders wichtig. Darüber hinaus sagt Swami Sivananda:

> »Diese Stellung heilt Verstopfung, Asthma, Schwindsucht, chronische Bronchitis, Epilepsie, gewisse Arten der Korpulenz, schlechte Folgen der Onanie, sexuelle Ausschweifungen und Verlust sexueller Kraft, und soll sogar Lepra beseitigen. Sie ersetzt Transplantation der Affenschilddrüse auf Menschen zwecks Verjüngung. Vergrößerung der Milz wird kuriert. Männliche Kraft, Vitalität und Energieverbrauch können effektiv durch unablässige Praxis dieser Stellung wiedererlangt werden. Auch das Herz wird dadurch massiert und man fühlt sich frisch und jung.«

Kniekuß (Pascimottanasana)

Genau ausgeführt, ist diese Körperstellung die schwerste von allen. Hier wird ihre richtige Technik zum ersten Male genau erklärt, und der Leser wird um Aufmerksamkeit gebeten,

denn selbst in den indischen Yogabüchern wird sie nicht erwähnt, obwohl sie sich bereits aus ihrer Bezeichnung allein ohne weiteres ergibt. Was bedeutet das Wort »Pascimottana«? Pascima (sprich: »paschtschima«) heißt »das Hintere« und uttana oder einfach tana ist »horizontal ausgestreckt« bzw. »Dehnung«. Während die erste Bezeichnung (pascimottana) zur Annahme verleitet hat, es handle sich dabei lediglich um »horizontal ausgestreckte Rückenlage«, in welchem Sinne es auch üblich aufgefaßt wird, heißt das Wort »pascima« eigentlich nicht »Rücken«, sondern »Hinterteil«, also das Gesäß. Infolgedessen wird mit dem pascimatana nicht einfach »Ausstreckung des Rückens« gemeint, sondern etwas ganz anderes – Dehnung des Hinterteils oder der Gesäßpartie! Was so unterschiedlich dabei ist, werden wir gleich sehen.
Wenn es bei dieser Stellung lediglich darum ginge, daß der Rücken gestreckt wird, bis man die Stirn auf die Knie legen kann, so würde sich dieses Asana, wenn im Stehen geübt, in keiner Weise von der üblichen »Beugestütze« oder »Rumpfbeuge« aller Gymnastikschulen unterscheiden oder höchstens dadurch, daß man unter gewöhnlichen Umständen gar nicht versucht, mit dem Kopf an die Knie zu gehen. Aber das Wesentliche dabei – die Biegung des Rumpfes – wird außer Acht gelassen. Aber gerade darauf kommt es an! Denn wenn man sich einfach nach vorn beugt, entsteht mitten im Rumpf – in der Taille – eine Falte und je weiter diese Beugung gemacht wird, desto stärker werden die Verdauungsorgane zusammengepreßt, die Atmung abgeschnürt, die Butzirkulation behindert. Während dies beim schnellen Schwung der gewöhnlichen Gymnastik nichts oder nicht viel schadet, ist es entschieden schädlich, ja dem Hauptprinzip der Asanas vollkommen zuwider, wenn man, wie in jedem Asana vorgeschrieben, in dieser Position verharrt: Abgesehen davon, daß dadurch bestimmt keine versprochene Besserung der Verdauung, Beseitigung der Hämorrhoiden oder gar der Zuckerkrankheit erlangt werden kann, hat man auf die Dauer heftige Rückenschmerzen (infolge der Überdehnung der Rückenmuskeln), von der mangelhaften Atmung und Blutzirkulation ganz zu schweigen.
Wenn wir uns dagegen nicht in der Taille, sondern in der Leistenbeuge – was auch die Natur vorgesehen hat – zusammenfalten, so bleibt sowohl der Rücken, als auch die ganze Vorderpartie des Körpers bis zuletzt normal, die Bauchorgane werden gedehnt, weshalb auch die Blutzirkulation und Atmung selbst in der Endstellung ungestört funktionieren (man kann dabei

singen!). Die einzige Partie, die dabei stark gedehnt wird, ist Gesäß und Unterleib (perineum). Die Aftergegend wird besser durchblutet und belebt, weshalb auch Hämorrhoiden und Krankheiten der Vorsteherdrüse, durch Übung dieser Stellung beseitigt werden. Jetzt verstehen wir, weshalb es im Hathayoga-Pradipika u. a. heißt:

> »Das Pascimatana-Asana, das ebenso vorzüglich ist wie der Lotossitz, läßt den Wind sich frei zum Hinteren bewegen, steigert das Verdauungsfeuer, beseitigt das Fett am Bauch und gibt den Männern Gesundheit.«

Die durch diese Körperstellung bewirkte Stauung des Blutes in der Verdauungsgegend (ähnlich der »Bierschen Blutstauung«) erzielt ferner Gesundung der Verdauungsorgane und vor allem die normale Funktion der Bauchspeicheldrüse. Sie verhütet und heilt auch die Zuckerkrankheit. All diese wunderbaren Wirkungen könnten unmöglich zustande kommen, hätte man, anstatt die Vorderseite und den Hinterteil des Körpers zu dehnen, die erwähnte falsch verstandene, leider nirgends erklärte Technik und somit die fast überall geübte Zusammenfaltung der Taille und unnötige Dehnung der Rückenpartie geübt.
Wie macht man diese Übung richtig?
Es gibt drei Stufen dieser Übung. Es ist jedoch ratsam, zunächst eine Vorübung zu beherrschen, die im folgenden besteht:
Man steht mit breit (etwa 1 Meter auseinander) gestellten Beinen und waagerecht ausgestreckten Armen. Nun hält man während der ganzen Vorübung den Kopf möglichst weit nach hinten und versucht, vom Hüftgelenk aus – also mit hohlem Kreuz und steifem Oberkörper – sich in der Leistenbeuge (nicht in der Taille!) zusammenzufalten, und zwar so weit, bis die zum Schluß nach unten gestreckten Arme mit den Fingerspitzen den Fußboden berühren. Wichtig dabei ist, die Knie durchzudrücken und vor allem die Kopf-Hals-Rücken-Gerade wie ein Stück (dies ist das Geheimnis von jedem Asana!) zu bewegen. Selbst in der Endstellung (Berührung des Bodens mit den Fingerspitzen) muß der Rücken flach sein, sonst war die Übung umsonst. Hat man diese Verbeugung gemeistert, so versuche man, von Anfang an mit geschlossenen Beinen und nach unten gestreckten Armen, selbstverständlich auch mit derselben Kopf-Hals-Rücken-Geraden, nunmehr so weit sich zu verbeugen, bis der Rippenrand auf die Oberschenkel zu liegen kommt. Dann geht man millimeterweise weiter, in dem Maße, wie der Körper nachgibt (wenn

es zieht oder irgendwo zu schmerzen beginnt, haltmachen und abwarten, bis der Schmerz von selbst schwindet). Schließlich faßt man sich an den Fesseln und drückt das Gesicht (und später die Wange, nicht mit schmerzverzerrtem Gesicht, sondern freundlich lächelnd!) an die Knie.
Sita Devi, der weibliche Yogi vom »The Yoga Institute of India« in Bulsar, empfiehlt diese Stellung (Hastapadasana) für Frauen, die eine schlanke Linie ihrer Hüften erreichen wollen. Demnach müssen sie in dieser Übung täglich mehrere Minuten verharren und zwar mindestens zwei Monate lang, wenn sie normale Proportionen dieser Partie erlangen wollen, und bei dieser Übung ständig bleiben, wenn sie ihr normales Gewicht aufrechterhalten wollen.
Diese Vorbereitung leitet nun zu der eigentlichen Übung – Pascimottana (»Kniekuß«). Sie wird in drei Stufen gemacht:

1. Stufe – »Kniekopf« (Janusirasana). – Ein Fuß wird zum Unterleib gepreßt (für viele Menschen ist es leichter, wenn man sich darauf setzt), das andere Bein ausgestreckt, die Hände umklammern den (ebenfalls gestreckten) Fuß, wodurch die Arme auch gestreckt und oberhalb des Kopfes gelegt werden. Das Gesicht ruht auf den Knien. Zu beachten ist dabei die freie Zwerchfellpartie. Diese Übung soll beiderseitig gemacht werden. Auf der linken Seite ausgeführt, genügt sie allein, um die Zuckerkrankheit zu beseitigen, wie die Yogis behaupten.

2. Stufe – »Kniekuß« – Nun werden beide Beine in der soeben geschilderten Weise gleichzeitig ausgestreckt und die ganze Bauchpartie liegt auf den Oberschenkeln. Die Hände (Fäuste) umfassen die großen Zehen.

3. Stufe. Hier halten die Zeigefinger die großen Zehen und die Ellbogen stützen sich auf den Boden. Die gesamte Vorderseite des Körpers liegt auf den Oberschenkeln. Diese Lage macht am meisten zu schaffen, besonders wenn man einen flachen Brustkasten hat (dafür aber in der »Kerze« und im »Pflug« sehr leicht und weit hoch bzw. zurück kommt). Wichtig ist jedenfalls, selbst wenn die Rippen nicht ganz einwandfrei auf die Oberschenkel zu liegen kommen, daß man dabei ganz normal atmen (und sogar singen) kann. Diese 3. Stufe, wie der »Kniekuß« überhaupt, erzieht den Menschen zur richtigen geraden Haltung: die untere Öffnung des Brustkastens muß, wie es in allen altgriechischen Plastiken der Fall ist, nach vorn (mit etwas hervor-

stehendem Rippenrand), nicht nach unten (wie es bei vielen Menschen von heute zu sehen ist) gerichtet sein.
Die Dauer der Übung: anfangs nur 5 Sekunden, ebensoviel wöchentlich zulegen und bis auf 4 Minuten Maximum bringen. Es gibt Menschen, die diese Stellung eine Viertelstunde mit Leichtigkeit aushalten können.

Kobra (Bhujangasana)

Als Ausgleich nach der Verbeugung des Körpers, die durch die »Kerze« eingeleitet wurde und dann zum »Pflug« und schließlich zum »Kniekuß« geführt hat, wird nun die entgegengesetzte Dehnung – diesmal der Vorderpartie des Körpers – in der sog. Kobra-Reihe vorgenommen. Wir liegen flach auf dem Bauch (die Füße auf den Spann, nicht auf die Zehen gestützt), die Unterarme mit den Handflächen bilden die Stütze für den Oberkörper. Das Ganze sieht aus, wie eine ägyptische Sphinx: der Oberkörper und Kopf sind hochgehoben, soweit die Ellbogen noch am Boden behalten werden. Dies ist lediglich eine »halbe« Kobra-Stellung, eine Vorübung, die dazu bestimmt ist, den auf die vorherige Verbeugung (im »Kniekuß«) eingestellten Körper in umgekehrter Richtung zu biegen und ihn auf diese Weise auf die ganze Kobra-Reihe vorzubereiten. Sobald durch dieses Heben des Oberkörpers ein Druckgefühl im Steißbein entsteht, wissen wir, daß das Rückgrat auf die Hauptübung vorbereitet ist, die folgendermaßen ausgeführt wird:
Die ganze Vorderseite des Körpers, auch die Stirn, liegt auf dem Fußboden, die Handflächen ebenfalls, aber diesmal in der Höhe der Brustwarzen. Dann wird langsam nur der Kopf allein hochgehoben, bis es nicht mehr weiter geht. Nun bleibt der Kopf, als wäre er im Nacken angeklebt, während der ganzen Übung hochgehoben, und ihm folgt jetzt allmählich der Oberkörper und zwar dadurch, daß man mit dem Kopf beständig nach hinten drückt, nicht etwa den Oberkörper mit den Armen hochstemmt. Dabei drückt man auch mit dem Unterleib stark nach unten. Diese beiden Druckstellen sind das einzige, was während der ersten Hälfte dieser Kobra-Übungen (Hochheben des Oberkörpers) zu beachten ist. Man kann lediglich noch die Gesäßmuskeln stark zusammendrücken, da dies für die Bewegung sehr nützlich ist. Die Arme bleiben während der ganzen Übung eingeknickt, man darf sie am Ende des Hochhebens nicht strecken, denn dadurch hört die Spannung im Rücken – worauf es gerade ankommt – sofort auf.

Dabei spürt man eine zunehmende leichte Spannung, Wirbel für Wirbel, am Rückgrat entlang bis zum Steißbein gehen. Man achte darauf, die Rückenmuskeln, besonders am Ende dieser halbrunden Bewegung des Oberkörpers, nicht mit Absicht anzuspannen, um etwa eine noch größere Leistung zu vollbringen. Starke krampfartige Schmerzen können die Folge dieser Ungeduld sein.
Man hat die äußerste Grenze des Möglichen erreicht, wenn Gesicht und Zimmerdecke eine Parallele bilden, was allerdings erst bei wiederholtem Üben der Fall ist. Man gehe genau auf dieselbe Weise wieder zurück, so daß die Stirn zuletzt auf die Übungsdecke zu liegen kommt. Man wiederholt dasselbe etwa 4–6 mal, indem man bei jedem weiteren Mal möglichst weiter nach hinten zu schauen bemüht ist. Man kann sich eine äußerste Stelle an der Zimmerdecke merken, und nun stellt man fest, wie weit man bei jedem Wiederholen dieser Bewegung über die markierte Stelle hinweg zu schauen imstande ist.
Die Atmung: Während des Hochhebens des Oberkörpers einatmen, beim Heruntergehen ausatmen. Noch wirksamer ist das Einatmen vor dem Hochgehen und das Anhalten während desselben, Ausatmen, wenn man oben angelangt ist, und Heruntergehen ohne Luft in der Lunge. Dies gilt jedoch nicht für Anfänger, denn es ist immer sicherer, bei jeder Körperübung (Asana) normal – also unabhängig von der Anstrengung bzw. Bewegung – ein- und auszuatmen. Man soll immer beachten, daß bei jedem Biegen des Körpers nach vorn ausgeatmet, bei jedem Zurückbeugen (ins Hohlkreuz) eingeatmet werden muß.
Die Dauer der Kobra-Stellung ist, bei 6-facher Wiederholung, je 5 Sekunden (Minimum) und 30 Sekunden (Maximum), wobei 15 Sekunden für das Hochheben, 5–6 Sekunden für Obenbleiben und 9–10 Sekunden für Herunterbringen des Oberkörpers verwendet werden. Wenn man »21 – 22 – 23 –« usw. ruhig zählt, ergibt sich ungefähr die Sekundendauer.
Die Bedeutung dieser Kobra-Stellung geht aus der Tatsache hervor, daß dadurch in erster Linie das Rückgrat, die Rückenmuskeln und -Nerven geübt werden, dann die Nieren, die Nebennieren und die Unterleibsorgane (der Frau) erfaßt und infolgedessen auch richtig durchblutet werden. Deshalb werden, wie die Yogis behaupten, solche Frauenleiden wie Amenorrhoea (Ausbleiben der Menses), Dysmenorrhoea (schmerzhafte Menses) sowie Leucorrhoea (weißer Fluß) durch regelmäßiges Üben der Kobra-Stellung (allerdings nicht während der Periode selbst) beseitigt, ebenso wie eine Reihe anderer Erkrankungen der Eierstöcke und der Gebärmutter (Sivananda), jedoch nicht die über-

mäßige Blutung (Menorrhagia), welche durch die Kobra-Stellung eher verstärkt auftritt.

Gegen dieses Leiden hilft, neben der üblichen ärztlichen Behandlung, überraschend gut die Autosuggestion, besonders wenn sie durch Magnetisieren der Eierstockgegend durch Überkreuz-Auflegen der Hände (Fingerspitzen) unterstützt wird.

Die Herren der Schöpfung können sich beim täglichen Rasieren leicht davon überzeugen, wie ein energischer Gegengedanke in der ersten Schrecksekunde, nachdem man sich geschnitten hat, das fließende Blut sofort zu stillen vermag. Auch andere Beweise der Wirksamkeit der richtigen willenmäßigen Gedankenkonzentration können gegeben werden. Zum Beispiel, unzählig viele Menschen leiden unter Seekrankheit, ohne zu wissen, daß eine Autosuggestion sie schon in der nächsten Sekunde von den unangenehmen Folgen für die ganze Reise befreien kann.

Aber wir kommen zurück auf unsere Kobra-Stellung. Eine weitere, in geistiger Hinsicht nicht zu unterschätzende Folge dieser viertwichtigsten aller Asanas ist ihre Anregung der Nebenniere. In den dreißiger Jahren haben einige englische Forscher interessante und sehr aufschlußreiche Versuche mit der Injektion des Extrakts des Nebennierenhormons gemacht, mit dem Resultat, daß die auf diese Weise behandelten Tiere ein ungewöhnlich starkes Anspornen ihrer normalen Kampflust erfahren haben, so daß beispielsweise Mäuse die Katzen in die Flucht gejagt, Schafe die Ochsen von der Weide vertrieben haben u. ä. Freilich wird die durch die Wirkung der Kobra-Stellung in erhöhtem Maße erzeugte Hormonbildung der Nebenniere, ähnlich der soeben beschriebenen Injektion, kaum genügen, um aus einem Feigling einen »Supermann« zu machen, aber ganz gewiß vermag sie einen Melancholiker in Richtung des cholerischen Temperaments umzumodeln, also lebensbejahender, selbstsicherer und von Minderwertigkeitskomplexen frei zu machen. Ebenso wie ein Phlegmatiker (Unterfunktion der Schilddrüse) durch ständige Übung der Kerze mehr oder weniger sanguinisch wird, ist das melancholische Temperament in erster Linie durch Unterfunktion der Nebenniere entstanden und wird cholerischer, je mehr die richtige Funktion derselben – diesmal durch die Kobra-Wirkung – gesteigert wird.

Libelle (Salabhasana)

Wird durch Üben der »Kobra« die obere Partie des Körpers betätigt, so muß nunmehr auch die untere Körperhälfte – die

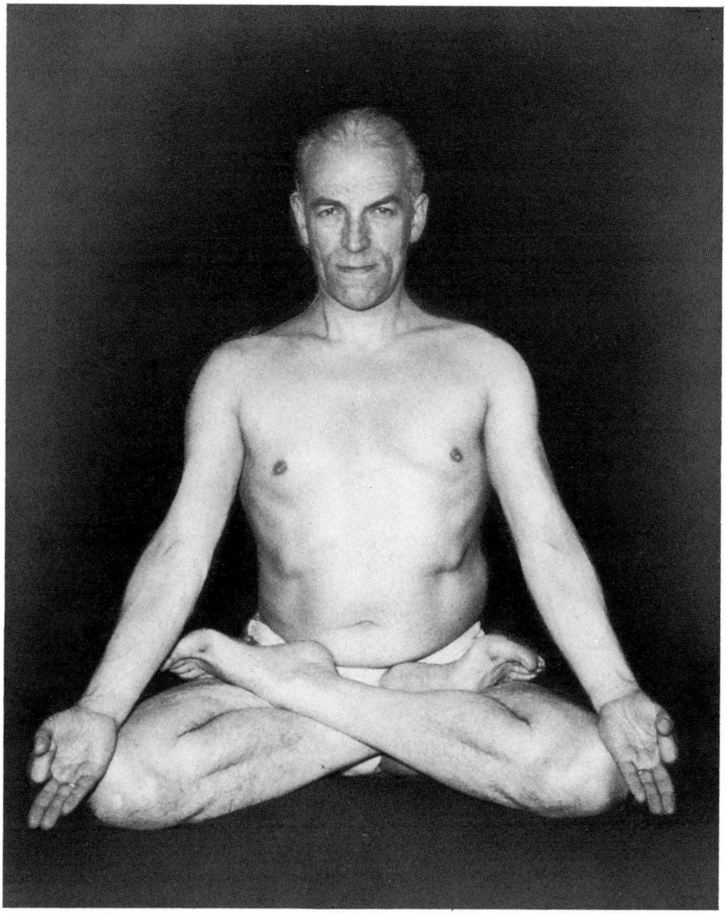

1

Der Verfasser im Padmasana: Lotossitz (Meditationssitz)

2

links
Sirsasana: Kopfstand

rechts
Sarvangasana: Kerze

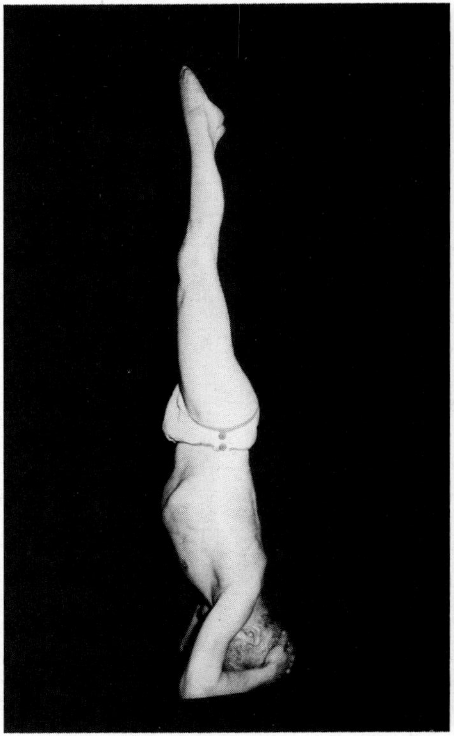

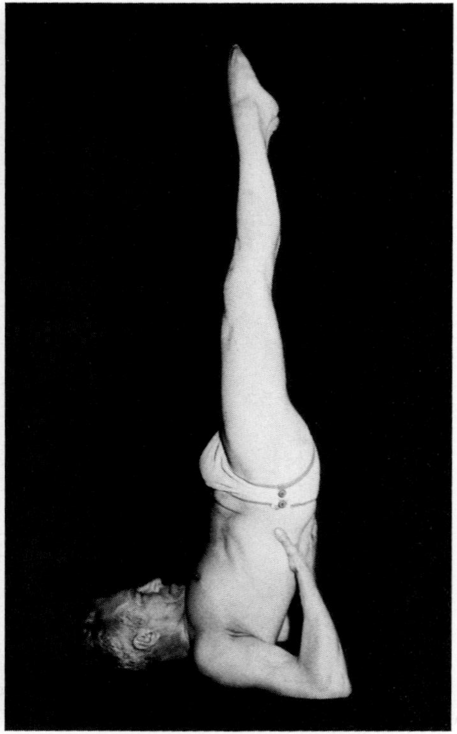

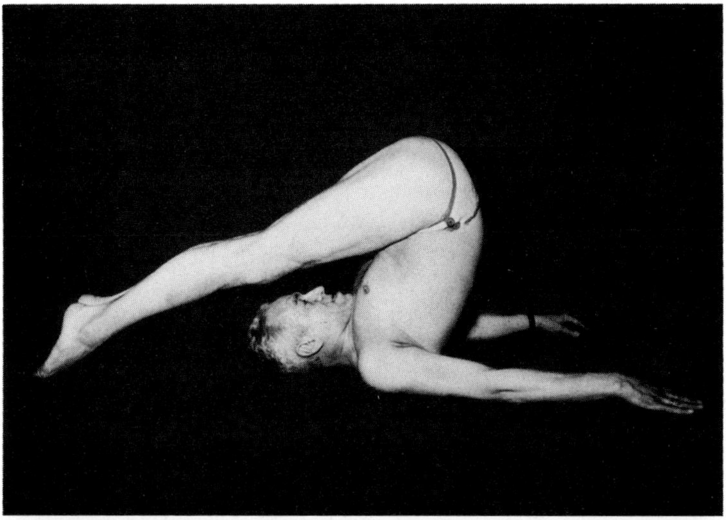

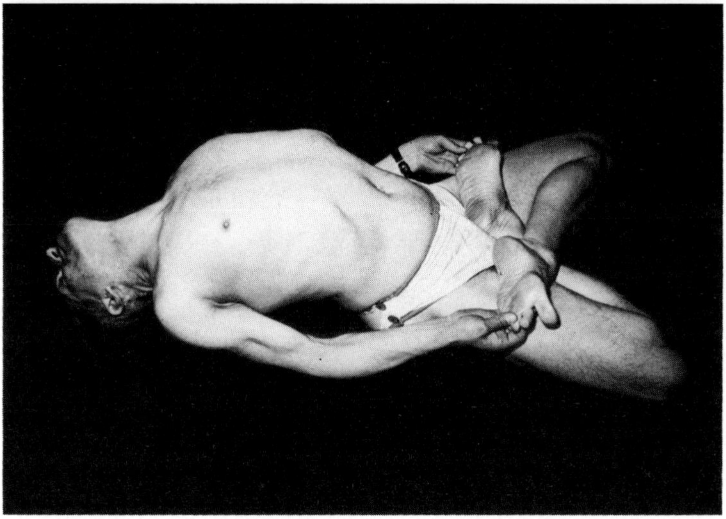

3

oben Halasana: Pflug
unten Matsyasana: Fisch

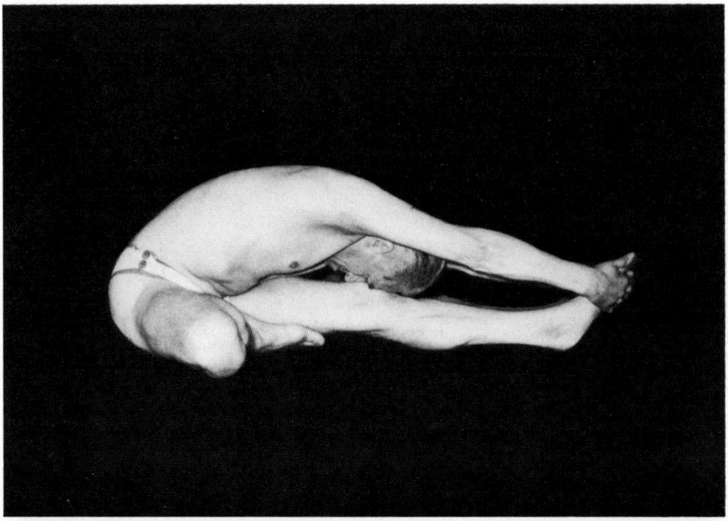

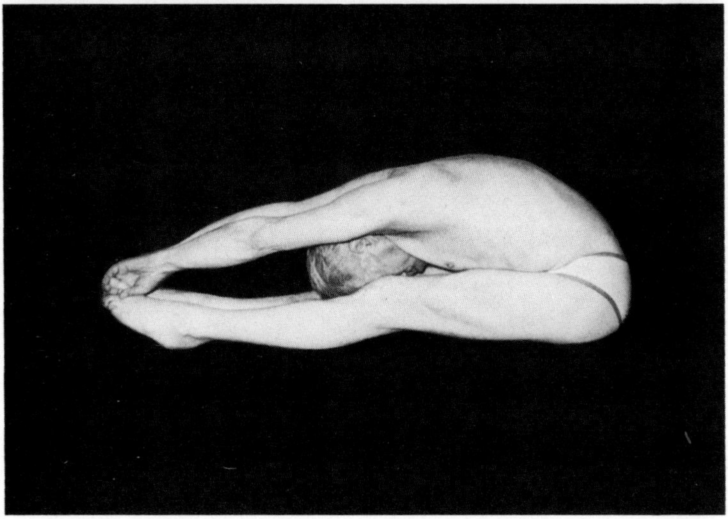

4

oben Janusirasana: Kniekopf
unten Pascimottanasana: Kniekuß

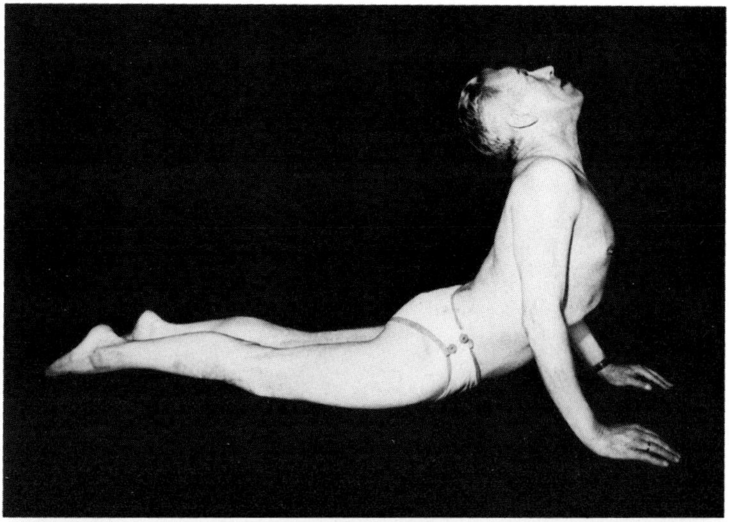

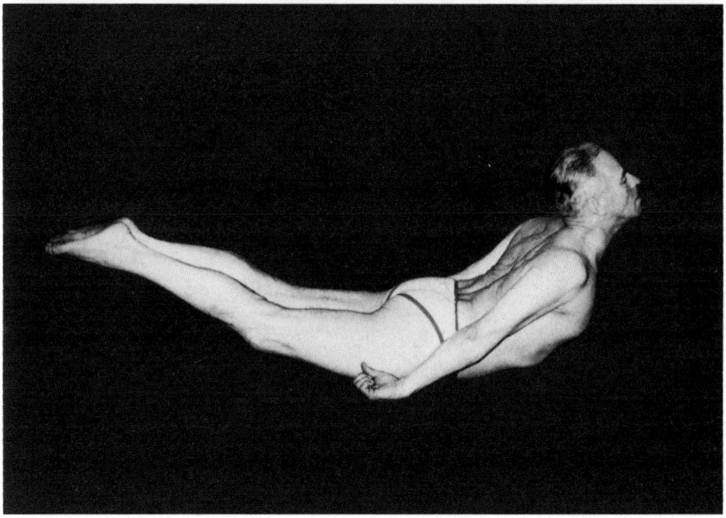

5

oben Bhujangasana: Kobra
unten Salabhasana: Libelle

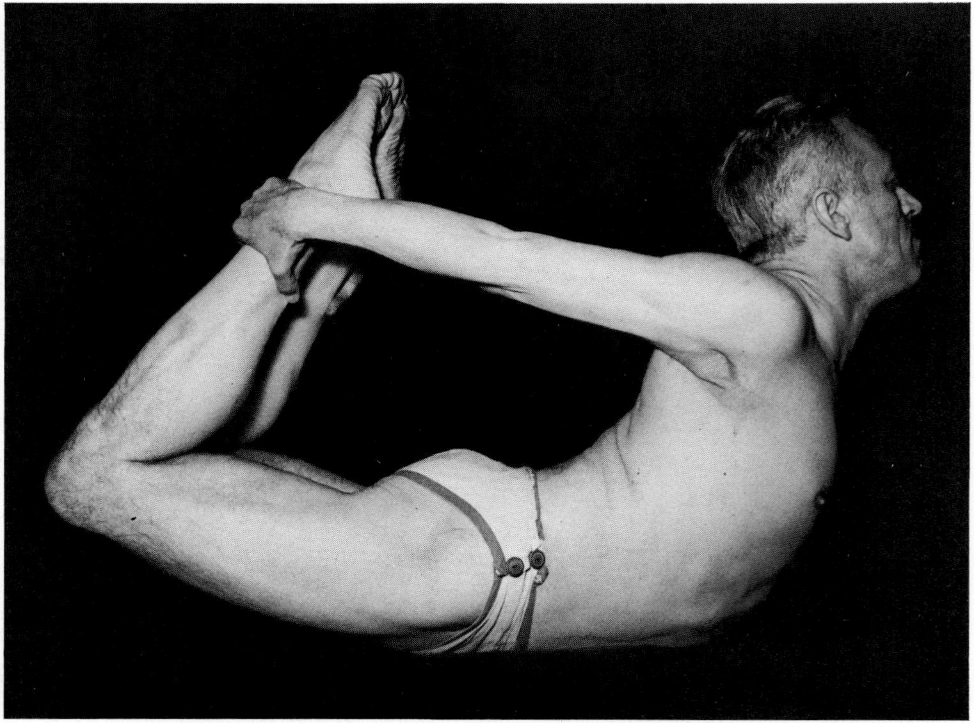

6

Dhanurasana:
Schaukelpferd

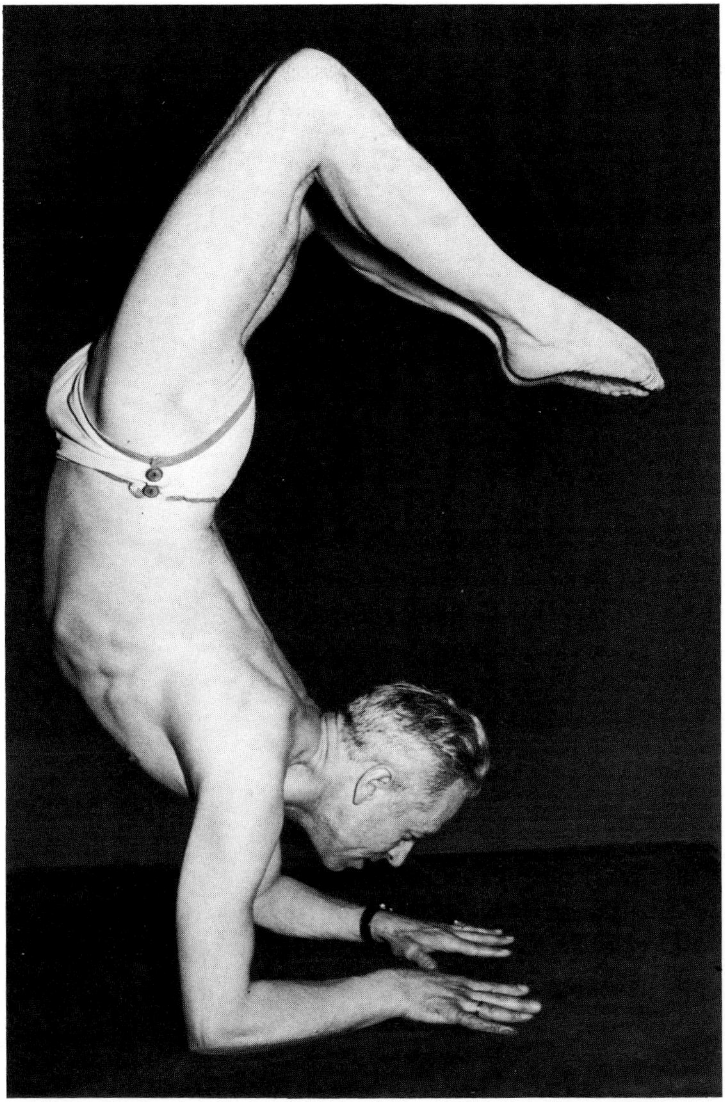

7

Vriscikasana: Skorpion

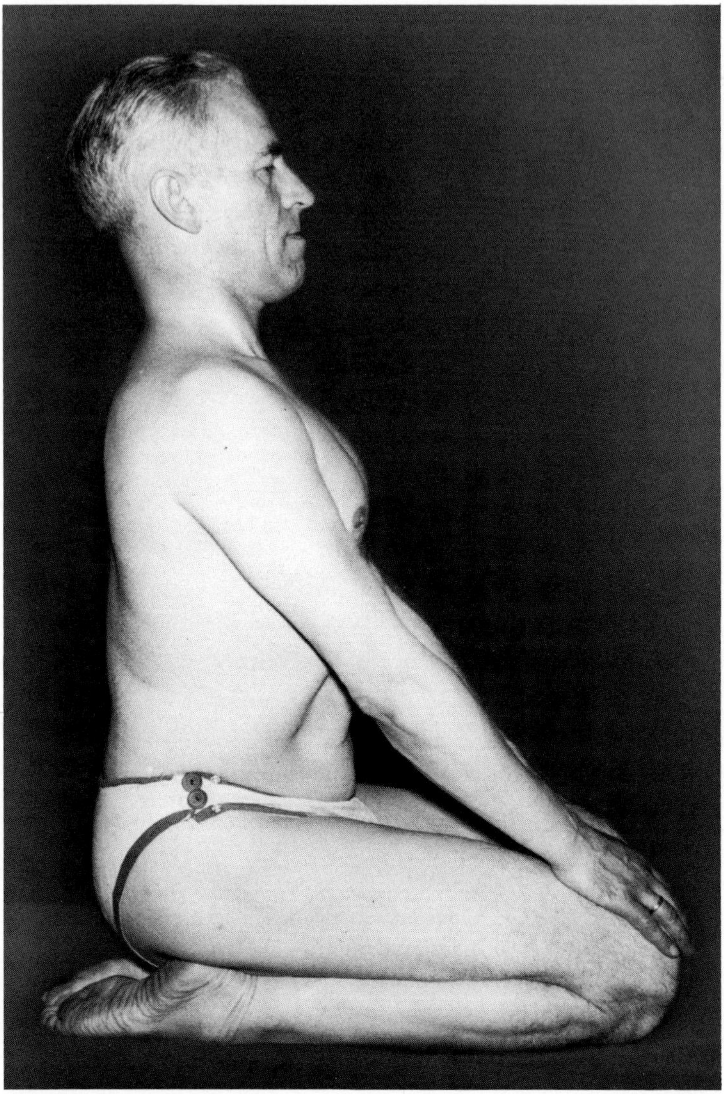

8

Vajrasana: Diamantensitz

Beine – mit hochgehoben werden. Zunächst liegt man flach auf dem Bauch (wie vor der Kobra-Übung). Die Arme liegen an den Körperseiten mit geballten Fäusten, und man stützt sich auf die gegen den Boden gedrückten Handgelenke. Nun hebt man den gestreckten Oberkörper und die Beine gleichzeitig hoch, indem der ganze Körper nur auf dem Unterleib (os pubis), nicht etwa auf dem Bauch, zu liegen kommt. Auch der Kopf muß, wie sonst ziemlich in allen Asanas, hochgehalten werden und der Atem muß normal sein, also nicht angehalten werden. Dieser normale Atem ist übrigens eine Kontrolle und wenn der Atem stockt, ist es ein Zeichen, daß die »Libelle« noch nicht perfekt ist. Als Vorübung empfiehlt es sich, die Handflächen möglichst hoch auf den Rücken zu stützen oder die Arme mit zusammengepreßten Handflächen (wie beim Tauchen) ebenfalls hochzuheben. Eine gute Vorübung ist auch das Kreisen der (gestreckten!) Arme, etwa wie bei einem Skisprung, ohne den Boden zu berühren, aber dies letztere ist schwierig.

Die Dauer dieser »Libelle« erstreckt sich, je nach dem Vermögen, den Atem ohne Unbehagen (am Anfang, siehe oben) anzuhalten, von wenigen Sekunden bis zu 20 Sekunden (langsam bis 20 zählen). Eine besondere Vorsicht ist jedoch hier, wie überhaupt bei allen Übungen mit dem Zurückbiegen der Rückenpartie, geboten, da ein Zuviel in dieser Hinsicht heftige krampfartige Schmerzen (1–2 Tage darauf) verursachen kann. Mäßigen Sie Ihren Ehrgeiz – Rom wurde nicht an einem Tag gebaut, und jedes Asana verlangt mindestens ein Jahr Übung, bis es wirklich vollständig beherrscht ist.

Die Wirkung der »Libelle« äußert sich in Beseitigung der Verstopfung und in der Anregung von Leber, Bauchspeicheldrüse und Nieren. Besonders wird sie in mäßiger Ausführung gegen Hexenschuß (Lumbago) empfohlen, ferner gegen Eierstock- und Gebärmutterleiden, als Unterstützung der Wirkung der »Kobra«.

Jetzt noch eine Kontrolle, um festzustellen, ob man zur nächsten Übung fähig ist: wenn man, bei der Ausführung der »Libelle« die Füße anzieht, muß man, ohne »nach den Füßen zu suchen«, sie mit Händen erfassen können. So ergibt sich bereits die nächste Übung, das

Schaukelpferd (Dhanurasana)

In Europa ist es unter dem Namen »Nest« oder »Schwan« bekannt. Auf dem Bauch liegend, ergreift man beide angezogene Füße – zunächst an den Fußspitzen, später an den Fesseln, indem man die Knie auseinander, und die Fußspitzen zusammenhält (Zehen gestreckt). Nun zieht man die Füße vom Körper weg. Dadurch wird der Oberkörper gehoben – und dann erst hebt man noch die Knie hoch.

Wenn man von Anfang an die Knie hebt, kommt man nicht sehr weit hoch – deshalb ist die angegebene Reihenfolge zu beachten. Das kann zwar den Oberschenkel (m. vastus externus) stark beanspruchen und mag am Anfang etwas schmerzhaft sein, wenn man nicht die nötige Vorsicht an den Tag legt oder allzu eifrig übt, ist dafür aber ein ausgezeichnetes Mittel, um die schöne schlanke Linie der Oberschenkel zu erlangen. Nach Hathayoga-Pradipika müssen die Hände in der Endstellung die Ohrenhöhe erreichen, die Knie geschlossen sein.

Ebenso wie bei der »Libelle«, macht der Anfänger auch hier eine Einatmung und hält während der ganzen Dauer der Übung den Atem an. Dies ist lediglich im Anfangsstadium gestattet, der Meister muß jedoch normal ein- und ausatmen.

Die Dauer der Übung muß man von einigen Sekunden bis auf eine halbe Minute (Maximum) bringen. Einen glänzenden Abschluß und zugleich auch eine Kontrolle dieser Stellung bildet das »Schaukeln«, welchem Umstand diese Übung auch ihren Namen in Europa verdankt: man beginnt – vom Rücken, nicht vom Kopf aus! – vorwärts und rückwärts, dann auch seitwärts, später sogar rundherum (mit dem Kopf gegen den Uhrzeigersinn) – zu schaukeln, wie ein richtiges »Schaukelpferd«. Wenn der ganze Körper dabei wie ein Stück (und nicht der Kopf allein!) schaukelt und der Bogen desselben immer gespannt bleibt, wird das Schaukeln, und somit auch die Stellung, beherrscht. Frauen sollten unbedingt vermeiden, beim Schaukeln mit dem Körpergewicht auf die Brust zu drücken.

Man bedenke, daß unserer Statistik zufolge jede sechste Frau Brustkrebs bekommt – meistens infolge traumatischer Verletzung des Brustgewebes. Zwar soll der Brustkrebs die leichteste Form eines Carcinoms und etwa in 66 Prozent aller Fälle heilbar sein. Man kann nun den Gedankengängen eines Bernard Shaw folgen, welcher behauptete, es gebe drei Arten von Lüge – Notlüge, Zwecklüge und Statistik –, aber wer würde es darauf ankommen lassen?! Mit der weiblichen Brust kann man nicht zart genug umgehen – dies sei jedenfalls im Hinblick auf die jetzt üblichen Massenbelustigungen wie Frauenboxen bzw. Frauenringkampf festgestellt.

Das »Schaukelpferd« vereint in seiner Wirkung die beiden vorhergehenden Übungen – »Kobra« und »Libelle« und besitzt deshalb alle Vorteile der beiden ohne Nachteile zu haben, denn man kann die Rückenspannung nicht übermäßig steigern, schon deshalb nicht, weil die Arme eine gewisse Bremswirkung ausüben. Darüber hinaus besorgt das »Schaukelpferd« eine ausgezeichnete Massage der Bauchorgane sowie der Oberschenkel, wodurch u. a. auch die Schlankheit dieser Partie erzielt wird.

Skorpion (Vriscikasana)

Diese Körperstellung verlangt schon eine ziemliche Körperbeherrschung, ist sie doch auf Gleichgewicht allein – nicht auf Muskelanstrengung – aufgebaut. Dafür sind ihre Vorteile sehr vielseitig, da sie eigentlich alle bisherigen Übungen in sich vereint. Sie kann deshalb mit Erfolg immer dann eingesetzt werden, wenn aus Zeitmangel oder aus anderen Gründen die vorhererwähnten Asanas weggelassen werden müssen. Dieser Ersatz soll jedoch nicht zur Regel werden, denn jede einzelne Übung hat, schon ihrer besonderen Körperlage wegen, etwas Einmaliges, das sich durch nichts in vollem Maße ersetzen läßt. Andererseits wäre es ganz verfehlt, den »Skorpion« als eine ausgesprochene Männerübung zu bezeichnen; gerade weil seine Technik von einem stark ausgeprägten Gleichgewichtsgefühl getragen wird, wird er von Frauen mit Vorliebe und mit Eleganz ausgeführt.

Er muß zuerst an der Wand geübt werden: man legt die Ellbogen und die Handfläche mit weit ausgespreizten Fingern (die Daumen berühren sich) unter einem leichten Winkel auf den Fußboden in etwa 40 cm Entfernung von der Wand, stützt sich auf ein Knie und macht mit dem anderen gestreckten Bein einen Schwung, zieht auch das eingeknickte Bein mit heran, bis beide Füße auf die Wand gestützt werden. Nun kann man vorsichtig beide Knie einknicken und die Fußspitzen zusammen bringen.

Bei ganz jungen Leuten lassen sich die Fußspitzen sogar auf den Kopf setzen. Wichtig ist jedoch, daß die Ellbogen in rechtem Winkel zum Boden stehen und der Kopf, wie immer, hochgehalten wird. Beim Heruntergehen immer die umgekehrte Reihenfolge beachten und unbedingt mit einem Fuß zuerst auf den Fußboden kommen, da sonst die Zehen leicht verletzt werden. Später kann man auf die Wand als Stütze verzichten und den »Skorpion« im Freien – etwa auf einer Wiese oder am Strand – riskieren. Wie gesagt, kommt es dabei nicht auf die Muskelkraft, die den Körper nicht umfallen läßt, sondern lediglich auf eine Koordinierung von Schwung und Körpergewicht an.

Für diejenigen, die vor dieser Übung zurückschrecken, sei hier eine leichte Vorübung – der Handstand – empfohlen:
Etwa einen Schritt von der Wand entfernt stützt man sich auf die Handflächen, und verlegt das Körpergewicht so weit nach vorn, daß der Kopf möglichst über die Linie der Hände hinweg gehalten wird. Dies ist das ganze Geheimnis des Erfolges. Wenn der Kopf, wie es bei gewöhnlichem Handstand üblich ist, in einer Linie mit den Händen bleibt, braucht man einen ziemlich starken Schwung mit den Beinen, der hier fast unmerklich ist und durch diesen minimalen Schwung kommt der Kopf sofort in die normale Lage zurück, das Körpergewicht wird also ausgeglichen. Nun knickt man wieder ein Bein ein (das Knie bleibt jedoch in der Luft) und mit dem anderen ausgestreckten Bein macht man einen ganz leichten Schwung und zieht, wie im »Skorpion«, das andere Bein sofort nach und stützt beide Füße gegen die Wand. Nach einigen Versuchen gewöhnt man sich an den Schwung und vermag nun den Handstand auch ohne Wand zu machen. Zurück geht man genau so, wie im »Skorpion« – immer nur mit einem Bein zuerst. Das andere Bein dient als Ausgleich, als eine Art Bremse: denn die Kontrolle, sowohl beim Handstand als auch beim »Skorpion« heißt – »wie eine Mücke landen« und nicht, wie es üblich ist, aus einer Mücke einen Elefanten machen.
Die Dauer des »Skorpions« beträgt nur wenige Sekunden, die des Handstandes läßt sich jedoch ziemlich beliebig verlängern.

Diamantenschlaf (Suptavajrasana)

Nach dem »Skorpion« kommt der sogenannte »Diamantensitz« als Vorübung zur höchsten Stufe, »Diamantenschlaf«. Wie die Abbildung zeigt, setzt man sich auf die Fersen, indem man die Knie und Fußspitzen zusammen und die Fersen auseinander hält. Sollte dieser Versuch anfänglich ziemliche Schmerzen durch starkes Dehnen der Oberschenkelmuskeln verursachen, so hilft man sich dadurch, daß man die Knie mehr oder weniger weit auseinander hält. Die Hände liegen in allen Fällen auf den Knien, und Kopf, Hals und Rücken bilden eine gerade Linie. Erst nach und nach gelingt es, die bis jetzt breitgehaltenen Knie immer mehr zusammenzulegen. Wenn der Spann Schmerzen verursacht, legt man bei anfänglichen Versuchen ein Kissen oder eine weiche Sofa-Rolle unter den Spann. Später fällt dieses Hilfsmittel weg. Eine andere und für manche Menschen, besonders Frauen, auch leichtere Variation ist der Diamantensitz zwischen den Fersen.

Der Diamantensitz (Vajrasana) hat eine starke Wirkung und wird deshalb von den Yogis sehr geschätzt. Zunächst erstreckt sich diese Wirkung auf die Kniegelenke. Hier ist es von Wichtigkeit zu bemerken, daß die Dehnung derselben, in noch höherem Maße im »Diamantenschlaf«, die Kniegelenke stärkt und beim vorsichtigen Üben selbst der sonst so gefürchtete Meniskus gebessert bzw. verhütet werden kann. Ferner bekämpft diese Stellung Gicht, rheumatische Knieschmerzen und Ischias, sowie Muskelschmerzen (Myalgia) in den Ober- und Unterschenkeln und Zehen. Als bei weitem wichtigere Wirkung wird von den Yogis eine starke günstige Beeinflussung der Verdauungsorgane genannt. Wenn man unmittelbar nach dem Essen etwa eine halbe Stunde in diesem »Diamantensitz« verbleibt, soll die Verdauung ganz vortrefflich funktionieren – aus diesem Grunde sitzen wahrscheinlich fast alle orientalischen Völker, wie Tataren, Araber, Inder, Chinesen und Japaner, in dieser Stellung bei jeder Nahrungseinnahme. Eine mühsame Verdauung verursacht bekanntlich Schläfrigkeitsgefühl und verlockt viele Menschen zum »Nachmittagsschläfchen«. So scheint die oben erwähnte Behauptung der Yogis darin eine Bestätigung zu finden, daß das Sitzen im »Diamantensitz« nach der Mahlzeit tatsächlich jedes Verlangen nach diesem Nachmittagsschlaf beseitigt. Es lohnt sich wirklich, einen Versuch zu machen.

Ein weiterer Vorteil dieser Sitzstellung ist eine Einwirkung auf die Geschlechtsgegend im Sinne der Beruhigung des Sexualtriebes einerseits, der Geschlechtsorgane andererseits, nicht zuletzt durch eine offensichtliche Harmonisierung der Sexualsphäre durch richtige Polarisierung der beiden magnetischen Ströme der rechten und linken Körperseite, wovon noch in bezug auf die Atemtechnik die Rede sein wird. In gleichem Sinne ist auch die günstige Beeinflussung des Kreuzzentrums (plexus sacralis) und des sog. »Kanda« (cauda equina), von wo nach der Yoga-Lehre sämtliche (72 000) »Nadis« (astrale Kanäle) ausgehen, zu erwähnen.

Dieser »Diamantensitz«, der übrigens als ein ausgezeichneter und von Frauen besonders beliebter Meditationssitz nie lange genug geübt werden kann, obwohl auch dabei, wie immer, eine vorsichtige Steigerung zu empfehlen wäre, ist jedoch sozusagen nur eine »halbe Stellung«, denn der eigentliche Sitz dieser täglichen Reihe ist ja eine noch weitere Entwicklung – der »Diamantenschlaf«. Wie übt man dies? Im einfachen (bzw. variierten, siehe oben) »Diamantensitz« versucht man – anfänglich mit breitgehaltenen Knien –, sich auf die Handflächen stützend –, immer

mehr und mehr den Rücken auf den Boden zu legen. Es gibt dabei wiederum zwei Variationen: In der ersten stützt man sich auf den Scheitel des Kopfes (wobei das Gesäß auf den Fersen ruht), die Hände hält man - wie im »Fisch« – an den Hüften mit der Ellbogenstütze. Diese Variation bietet die größtmöglichste Dehnung der Oberschenkelmuskulatur.
In der zweiten, leichteren Variation bleibt das Gesäß zwischen den Fersen. Dies gestattet eine geradere Rückenlage, so daß praktisch nicht nur die beiden Schulterblätter und der Nacken, sondern auch der Rücken aufliegen. Die Arme werden dabei (mit eingeknickten Ellbogen) am besten über (nicht unter) den Kopf gelegt. Diese Kopf- und Armstellung kann auch in der ersten Variation ausgeführt werden.
Sowohl die erste, als auch die zweite Variation dieses »Diamantenschlafes« (der Name deutet wohl darauf, daß man in dieser Stellung schlafen könnte, so leicht muß sie einem vorkommen!) erhöhen die bereits erwähnten Wirkungen des einfachen »Diamantensitzes«, haben aber außerdem noch eine Ähnlichkeit mit dem »Fisch« (Matsyasana) und folglich auch die meisten Vorteile dieses letzteren, weshalb dieser »Diamantenschlaf« mit Erfolg von denen als Ersatz des »Fisches« geübt werden kann, die den »Lotossitz« noch nicht beherrschen. Wird der einfachere »Diamantensitz« normalerweise ohne Zeitbeschränkung – jedoch mit langsamer Steigerung – empfohlen, so gilt für den schwierigeren »Diamantenschlaf« die Dauer von 2–5 Minuten als Maximum. Man soll jedoch eine gewisse Grenze nicht überschreiten. Zunächst spürt man ein starkes Ziehen in den Oberschenkeln, nach einigen Minuten schwindet dieses Ziehen, dafür aber entsteht bald darauf ein ähnliches Ziehen im Rücken. Dies ist das Zeichen, daß man an der Grenze angelangt ist, denn jedes weitere Verharren in der Stellung droht heftige Rückenschmerzen am nächsten Tag zu verursachen. Also – aufhören, sobald es im Rücken zu ziehen anfängt.

Brücke (Cakrasana)

Aus dem »Diamantenschlaf« heraus drehe man sich leicht nach einer Seite, bis die Füße auf die Spitze gestellt und die Knie etwas gehoben werden können. Man hilft sich dabei, indem man die Hände am Spann hält. Nun stützt man sich auf die Ellbogen und verlegt das Körpergewicht so weit nach vorn, bis die Knie den Boden erreichen. Man stütze dabei die Füße eher auf die kleinen Zehen als auf die großen, weil man sonst leicht den

Ballen verstauchen kann. Haben die Knie den Boden berührt, so stützt man auch den Kopf auf den Scheitel, so daß für einen Augenblick der Körper drei Stützen – Kopf, Ellbogen und Knie – hat. Dies verlangt eine ziemliche Fertigkeit und Gelenkigkeit und will vorsichtig geübt und beherrscht sein.
Nun hebt man – indem man stets mit den Händen den Spann umklammert – langsam das Gesäß und den mittleren Teil des Körpers hoch, bis die Arme gestreckt bleiben. Dabei kommt es dem Übenden vor, als rolle sein Kopf übers Gesicht hinweg. Die Übung ist an sich harmlos, ja kinderleicht, wirkt aber um so phantastischer. Sie heißt »Kopfbrücke« und sieht genau so aus wie ein umgekehrtes »Schaukelpferd«.
Dies ist jedoch lediglich eine – wenn auch sehr wirksame und deshalb unentbehrliche – Vorübung zur richtigen Brücke, die man wie folgt ausführt:
Aus der »Kopfbrücke« heraus stützt man sich auf die in der Kopfnähe umgekehrt (mit den Fingern nach dem Rücken zu) gestellten Handflächen. Dies gelingt ohne weiteres, da der Körper sich ohne jegliche Mühe auf Kopf (Haargrenze) und Fußspitzen stützen läßt. Man streckt nun einfach die Arme, wodurch der Rumpf hochgestemmt wird. Da diese »Brücke« eine sehr heimtückische Übung ist, muß man im allgemeinen folgende Vorsichtsmaßregeln beachten:

(1) Es ist immer sicherer, die »Brücke« aus der »Kopfbrücke« zu entwickeln, da die letztere eine Vorbereitung ist –, und bei allen Asanas muß man vor allem vermeiden, irgendeine Stellung plötzlich einzunehmen. Besonders bedenklich wäre es z. B., nach einer Unterbrechung von mehreren Tagen die Brücke »von oben« zu machen. Die Lorbeeren einer akrobatischen Tänzerin, die manche jungen Yoga-Anhängerinnen nicht ruhig schlafen lassen, werden übrigens nie ohne Mühe geerntet, denn die Tänzerin übt mehrere Stunden täglich, und selbst hinter der Bühne wiederholt sie einige ihrer Bewegungen unmittelbar vor dem Auftritt, um dann mit der Leichtigkeit und Selbstverständlichkeit eines Schmetterlings aus der Kulisse herauszuschlüpfen.
Wenn man also ohne Vorbereitung die Brücke »von oben« zum Besten geben will – dann bitte recht langsam.
(2) Es besteht bei der richtigen Brücke immer eine Gefahr der Verkrampfung und der darauffolgenden Schmerzen der Rükkenmuskeln, wenn man sich dabei allzusehr »aufrichtet«. Es gibt in dieser Hinsicht, sowie in bezug auf die Dauer der

eingenommenen Stellung, ein ziemlich sicheres Warnzeichen: Sobald sich bei der Brücke ein eigenartiges Schwächegefühl im Kreuz bemerkbar gemacht hat, muß man schleunigst damit aufhören. Noch sicherer ist: es nicht erst dazu kommen lassen – sonst erlebt man krampfartige Schmerzen im Kreuz am nächsten oder übernächsten Tage, die plötzlich auftreten, sehr heftig sind und etwa zwei Tage lang – obwohl jedesmal nur für einige Sekunden – noch eintreten können.

(3) Die Gefahr der Kreuzschmerzen besteht auch, wenn man aus der Brücke zurückkommt, und zwar nicht in umgekehrter Reihenfolge – wie man übrigens mit allen Asanas aufhören soll –, sondern mit dem Gesäß zuerst auf den Boden kommt. Man beachte also, daß man die Schulterblätter zuerst auflegen muß.

(4) Will man von den Fußspitzen auf die ganze Fußsohle kommen, so stütze man sich, um das Ausrutschen zu vermeiden, auf die innere Fußkante (die Fersen nach innen drehen).

Sind diese einfachen Regeln beachtet, so ist die Gefahr der Verkrampfung so gut wie ausgeschaltet.
Ebenso wie der »Diamantenschlaf« eine Kombination von »Diamantensitz« und »Fisch« ist, stellt die »Brücke« eine Zusammensetzung von »Kobra« und »Schaukelpferd« dar und hat somit die kombinierte Wirkung dieser einzelnen Stellungen.

König der Fische (Matsyendrasana)

Im Sitzen legt man die Ferse des linken Fußes dicht zum Unterleib und das linke Knie seitlich zum Boden. Dann stellt man den rechten Fuß um das linke Knie auf den Boden, und, indem man das rechte Knie mit der linken Hand möglichst an sich drückt, bemühe man sich, die Schultern in eine Linie mit dem rechten Bein zu bringen (Frauen mögen dabei achtgeben, daß sie die linke Brust nicht quetschen, sondern so aufrecht sitzen, daß der rechte Oberschenkel unter die Brust zu liegen kommt). Nach einigen Sekunden gehe man dazu über, das rechte Knie mit dem gestreckten Ellbogen (nach vorn geöffnet) des linken Armes, mit der linken Hand am rechten Spann zu halten. Nun drehe man den Oberkörper und das Gesicht soweit wie möglich nach rechts, wobei die rechte Hand hinter dem Rücken möglichst die linke Leistenbeuge berührt. Die Beine werden also nach einer Seite, der Oberkörper nach der anderen stark gedreht, wie ein Stück Wäsche »ausgewrungen«. Man hilft sich anfänglich

durch das Merkmal, daß »links auf rechts, und rechts auf links« (z. B. linker Ellbogen auf rechtes Knie, rechter Fuß ums linke Knie usw.) zu liegen kommen soll. Dieselbe Stellung wiederhole man auch anders herum nach der anderen Seite).
Dies ist übrigens nur die »halbe« (Ardha-Matsyendra) Stellung, die jedoch vollauf genügt, denn die »ganze« Körperstellung (wobei der rechte Fuß, wie beim Lotossitz, in die linke Leistenbeuge gelegt wird) ist so schwer, daß sie selbst bei Beherrschung des Lotossitzes allzu anstrengend ist und deshalb gewöhnlich weggelassen werden kann.
Die Dauer der Übung: Anfänglich einige Sekunden verbleiben und mit der Zeit (nach individuellem Körpervermögen) bis auf 1–2 Minuten Dauer bringen.
Die Wirkung dieser Stellung ergibt sich aus der Tatache, daß dabei einmal die linke Seite des Körpers gedehnt, die rechte zusammengedrückt wird, das andere Mal umgekehrt. Infolgedessen werden die Nieren und Nebennieren, ferner auch Magen, Milz und Bauchspeicheldrüse einerseits und Leber und Gallenblase andererseits abwechselnd mit Blut versehen, wodurch eine weitgehende Gesundung dieser Organe erzielt werden kann. Die Wirkung ist einmalig, da diese Drehung des Körpers um seine eigene Achse in keiner anderen gymnastischen oder Asana-Übung vorkommt. Sie ist deshalb durch nichts zu ersetzen. Darüber hinaus bietet diese Übung dank der besonderen Körperlage eine nicht zu unterschätzende Möglichkeit, die so häufig vorkommende Rückgratverkrümmung mit der Zeit zu beseitigen. Diese Wirkung wird noch wesentlicher durch die letzte Asana-Stellung unserer Reihe unterstützt.

Dreieck (Trikonasana)

Man steht mit etwa 1 Meter breit gestellten (geraden) Beinen und waagrecht gehaltenen Armen und mit dem in den Nacken geworfenen Kopf (siehe die Vorübung zum »Kniekuß«). Nun biegt man seinen Oberkörper nach einer Seite (den Kopf immer zurückgebogen und die Knie durchgedrückt halten), bis man mit den Fingerspitzen die Zehen berührt. Dies wird kaum beim ersten Male erreicht. Ist dies geschehen (den Fuß dabei etwas seitwärts drehen), so führt man auch den anderen Arm langsam über den Kopf bis zur waagrechten Lage hinüber. Wenn der Kopf von Anfang an richtig (nach hinten) gehalten wurde, so ist das Gesicht in dieser Endstellung von selbst der Handfläche zugewandt.

Man bleibt in dieser Endstellung einige (etwa 5–6) Sekunden und kommt in derselben Weise zurück. Man vermeide vor allem, den oberen Arm beim Biegen des Oberkörpers mitzuführen, da das Gewicht des Armes eine erhöhte Belastung für die Rückenmuskeln derselben Seite bedeuten würde. Dasselbe gilt auch beim Zurückgehen.

Als Kontrolle gilt beim »König der Fische« die gerade Linie der Schultern und des oberen Beines und beim Dreieck die eckige Form desselben: Man darf den Oberkörper nicht »abgerundet« in der oberen Hüfte halten.

Als eine weitere Hilfe bei der Beurteilung des Leistungsgrades dieser beiden Stellungen empfehle ich, jede von ihnen im Liegen auszuführen. Dabei muß besonders darauf geachtet werden, daß beim »König der Fische« beide Knie (man hält mit einer Hand den Spann und mit der anderen drückt man das andere Knie zum Boden) und (möglichst) beide Schulterblätter auf dem Boden liegen; beim »Dreieck« bemühe man sich ebenfalls, auf beiden Schulterblättern zu liegen, was praktisch kaum durchführbar, aber als Übung unersetzbar ist.

Indische Bücher empfehlen 2–4maliges Wiederholen des »Dreiecks« – wir jedoch raten davon ab, denn es ist leicht möglich, sich dabei zu überdehnen. Es ist grundsätzlich besser und zweckmäßiger und entspricht mehr dem Charakter eines Asana, in jeder Übung dieser Reihe länger zu verbleiben, als sie mehrere Male, wenn auch kurz, zu wiederholen. Die Wirkung des »Dreiecks«, abgesehen von der offensichtlichen Belebung und abwechselnden Durchblutung der betreffenden Körperseite (in noch stärkerem Maße als bei dem »König der Fische«), ist das »Zurechtbiegen« des Rückgrats. Fast jeder zweite Mensch hat eine mehr oder minder starke Skoliose (Rückgratverkrümmung), hauptsächlich durch falsches Sitzen in der Schulzeit beim Schreiben, Zeichnen und dergleichen. Je nach Stärke läßt sich diese Verkrümmung durch eine dieser letzten Übungen bzw. durch beide beseitigen. Wenn die Verkrümmung im oberen Körperteil besteht, wird man das »volle« Dreieck, für den unteren Teil des Rückgrats dagegen nur das »halbe« Dreieck (ohne Armführung) anwenden müssen. Man bückt sich leicht nach vorn. Ein Arzt führt mit dem Zeigefinger an der Wirbelsäule entlang – die dadurch entstehende Spur zeigt die krumme Stelle sofort.

Damit ist unsere Auslese der wichtigsten Asanas abgeschlossen. Man darf nur nicht vergessen, am Ende dieser Reihe, wie schon erwähnt, immer das Abschluß-Asana, nämlich die Entspannung (Savasana) 1–2 Minuten durchzuführen.

Bevor wir an die vierte Stufe des Yoga – Pranayama – herangehen, müssen wir uns mit noch einigen Sitzstellungen befassen, die, einerseits, den eigentlichen Zweck der Asana-Stufe abschließend erfüllen und, andererseits, unentbehrlich für das Erlernen der Atemtechnik und aller weiteren Yoga-Praktiken, wie Konzentration, Meditation und Versenkung, erscheinen, da diese ohne einen festen und für längere Zeit einnehmbaren Sitz einfach unausführbar sind. Weiter oben wurde als Folge der Asana-Beherrschung der Leitsatz Patanjalis erwähnt: »Dadurch wird man von den Gegensätzen nicht betroffen«.

Dabei versteht man unter »Gegensätzen« (dvandva) gewöhnlich alle gegensätzlichen Paare wie Hitze und Kälte, Schmerz und Wonne, Leid und Freude usw. Zwar wird die Empfindung solcher Gegensätze durch jahrelanges Üben der Asanas tatsächlich bedeutend abgeschwächt; jedoch zu behaupten, der Übende sei davon einfach nicht betroffen, wäre eine Übertreibung. Es gibt eine andere, tiefere Bedeutung des Ausdrucks dvandva-anabhighata, nämlich »Nicht-Hemmung (an-abhighata) der Gegensätze« (dvandva), wobei die letzteren die beiden feinstofflichen Paare im Körper jedes Menschen – surya-svara (»Sonnen«- oder Rechtsatem) und candra-svara (»Mond«- oder Linksatem), positive und negative magnetische Strömungen – bedeuten. Der magnetische Strom der ganzen rechten Körperseite sowie jedes einzelnen Teiles wird von der Yoga-Lehre als positiv, der entsprechende magnetische Strom der linken Seite als negativ angesehen. Die allgemeine Gesundheit des Menschen, ja sogar sein psychisches Gleichgewicht soll von der richtigen Harmonie dieser beiden Ströme abhängen (man vergleiche damit die jetzt wohl allgemein anerkannte alt-chinesische Akupunktur-Heilmethode und die seit über einem halben Jahrhundert von den französischen Forschern de Rochas, Lancelin, Durville u. a. durchgeführten und in Buchform im Verlag Editions Durville, Paris, veröffentlichten wissenschaftlichen Experimente mit dem Äther- und dem Astralleib des Menschen, die diese Yoga-Theorie glänzend bestätigen).

Nun dient jedes Asana, abgesehen von seinem rein physiologischen Wert, auch diesem erhabenen Zweck, die feinstoffliche Polarisation der magnetischen Kräfte zu einer bestimmten Harmonie derselben zu führen. Da jede Krankheit letzten Endes Störung dieses magnetischen Gleichgewichts ist, erhellt daraus ein besonderer Wert des Asana als ein mächtiger Spannungs- bzw. Entspannungsfaktor je nach körperlichem Bedarf. So wirkt – um ein Beispiel zu nennen – der Diamantensitz, vom Standpunkt der Polarisierung der magnetischen Ströme aus gesehen, technisch verschieden von dem Schildkröten-Sitz oder von der Stierstellung, wobei im ersteren die Unterschenkel und im letzteren die Oberschenkel überkreuz (im Diamantensitz aber direkt) gehalten werden, obwohl alle drei Asanas gegen Ischias vorgeschrieben sind.

Die Erklärung liegt auf der Hand: während im Diamantensitz die Füße an derselben Körperstelle bleiben und die entsprechenden Rechts- und Linksströmungen der Beine und der Gesäßpartie unterstreichen, somit die Spannung erhöhen, bewirken die in beiden letzteren Stellungen (Schildkröten- und Stiersitz) an der entgegengesetzten Seite gehaltenen Füße Entspannung dieser Seitenpartien durch Neutralisierung der Ströme. Aber wozu braucht man diese Spannung, wo doch alles im Yoga Entspannung sein soll? Soweit Körperstellungen als solche in Frage kommen, muß der Körper bei den Yoga-Übungen immer entspannt sein – diese Spannung betrifft lediglich die kosmische Energie (prana), die bei der Kombination der Körperstellungen mit entsprechenden Atemübungen im Körper wirkt und Heilung, Konzentration und dergl. hervorruft. Dies bringt uns zu der wichtigen Erkenntnis, daß Pranayama nicht etwa »Atemkontrolle« bedeutet, wie es gewöhnlich behauptet wird, sondern »Spannung (ayama) der kosmischen Energie (prana)«, welche durch Atmung bewerkstelligt wird, wozu bestimmte Sitzstellungen eine Brücke schlagen sollen. Welche sind nun diese Sitzstellungen?

Folgende zwei sind in Indien besonders beliebt:

(1) »Vollkommener Sitz« (Siddhasana): Man sitzt aufrecht (d. h. mit Kopf, Hals und Rücken gerade) auf einer mehr oder weniger weichen Unterlage (Decke oder Matratze) mit zusammengeschlagenen Beinen, wobei die linke Ferse am After, die rechte oberhalb des Schambeins (os pubis) mit der zwischen linke Wade und Oberschenkel eingeschobenen Fußspitze liegt und beide Knie auf dem Boden, beide Knöchel aufeinander ruhen. Dieser Sitz wird von den Yogis besonders gepriesen, ist jedoch nur für Männer vorgeschrieben. Weshalb? Diese Frage wird nirgends erörtert, ist jedoch von Wichtigkeit: Der negative magnetische Strom der linken Körperseite wirkt im allgemeinen hemmend, der positive (rechte) dagegen anregend. Während die linke Ferse, wie vorgeschrieben, unmittelbar die Geschlechtsteile des Mannes berührt, wirkt sie hemmend auf die Samenbildung in den Ge-

schlechtsdrüsen, was von den Indern beabsichtigt wird – allerdings in Verkennung der wahren Zusammenhänge in der Sexualphysiologie. Ob es auch den westlichen Menschen erwünscht ist, sei dahingestellt – jedenfalls müssen sie darüber orientiert sein. Dieselbe Übung, von einer Frau ausgeführt, würde nicht nur den Zweck verfehlen, sondern darüber hinaus würde die rechte vorgeschobene Ferse die weiblichen Geschlechtsorgane unnötig reizen. Dasselbe wäre, mit umgekehrter Fußlage, auch bei Männern der Fall. Aus diesen Erwägungen ist der »Vollkommene Sitz« auf die Dauer zu verwerfen, es sei denn, daß auch westliche Menschen sich zu Asketen ausbilden wollen. Eine in jeder Beziehung entschieden bessere Sitzart ist der

(2) »Lotossitz« (Padmasana): Die Körperlage ist dieselbe, wie im Vollkommenen Sitz, nur die Füße liegen anders – der rechte liegt in der linken Leistenbeuge, der linke in der rechten, wobei die Fersen den Bauch berühren. Dieser Sitz eignet sich sowohl für weiche als auch für harte Unterlagen. Sein einziger Nachteil ist, daß er – jedenfalls für westliche Menschen – ungewöhnlich schwierig ist, denn seine vollständige Beherrschung erfordert, bei systematischem Training, selten weniger als ein halbes, häufig aber ein ganzes Jahr und sogar noch länger. Sein unbestrittener und bei keinem anderen Sitz zu erreichender Vorteil ergibt sich aus einer vollkommenen Ausschaltung der Beine, da die magnetischen Ströme von den Fersen direkt in die Bauchseiten münden, wodurch ein besonders starkes Gefühl des geistigen Ausgewogenseins entsteht, welches um so spürbarer ist, je länger der Sitz dauert. Und dennoch wird er im Westen kaum so lange ausgehalten, wie von den Indern, die ihn seit ihrer Kindheit ständig benutzen. Nichtsdestoweniger muß er von allen, besonders Frauen, die eine mangelhafte bzw. übermäßige Funktion der Eierstöcke regeln wollen, solange geübt werden, bis er wenigstens für einige (10–15) Minuten eingenommen werden kann.

Als Ersatz oder Vorübung für den Lotossitz empfehle ich den »Freien Sitz«, der zwei Variationen hat:

a) der sog. »Yajnavalkya-Sitz«, bei welchem die Füße parallel vor dem Unterleib liegen, die erste Vorstufe, und
b) das eigentliche Muktasana, wobei die Füße aufeinander liegen, als zweite Vorstufe zum Lotossitz. Wenn dabei der linke Fuß oben ist, erscheint die Übung praktisch als »entspannter Lotossitz«, und wenn der rechte Fuß oben liegt, als »entspann-

ter Vollkommener Sitz« ohne die Nachteile derselben, wenn auch in beiden Fällen mit einem neuen Nachteil, da die Beine dabei nicht ausgeschaltet werden.

Selbst für diejenigen, die den Lotossitz erlernt haben, erweisen sich diese Vorstufen als brauchbarer Übergang von einer europäischen Sitzweise. Wenn jedoch selbst diese Ersatz-Stellungen unüberwindliche Schwierigkeiten bereiten, (meistens, weil die Knie in allen Fällen aufliegen müssen), kann der bereits erwähnte »Diamantensitz« gute Dienste leisten, wenn man nicht vergißt, Fußspitzen und Knie zusammenzuhalten, damit die beiden Links- und Rechtsströme nicht gesondert auftreten, wie beispielsweise im »Frosch-Sitz«, es sei denn, daß die Erhöhung der Konzentrationsfähigkeit es verlangt.

Schließlich – wenn alle Anstrengungen ohne Erfolg bleiben – kann man sich auf die gewöhnliche europäische Sitzweise auf einem Stuhl beschränken (im Orient ist sie als »Maitreya-Sitz« bekannt, da der kommende Weltlehrer Bodhisattva Maitreya als auf einem Stuhl sitzend dargestellt wird). Man muß nur eine wichtige Regel beachten: Die Beine (Unterschenkel) müssen stets überkreuz, zumindest aber die Füße einander berührend, gestellt werden, sonst wäre der magnetische Strom nicht geschlossen.

Man beachte außerdem, daß in allen Sitz-Stellungen Kopf, Hals und Rücken aufrecht (d. h. senkrecht) bleiben. Man vermeide also auf alle Fälle, irgendwelche Atem- bzw. Konzentrationsübungen im Liegen auszuführen und zwar aus folgendem Grund: Die aus der Erde senkrecht emporsteigenden magnetischen Strahlen sollen am Rückenmark entlang gehen und nicht, wie es im Liegen der Fall wäre, aus dem Körper entweichen. Dann wird die infolge der Atem- und Konzentrationsübungen entstehende Erweckung der Kundalini, welche für alle geistigen Erlebnisse und Erkenntnisse im Yoga unentbehrlich ist, begünstigt. Nicht zuletzt steigt die auf diese Weise erweckte Kundalini-Flamme, wie jede Flamme, senkrecht aufwärts und würde bei anderer (auch gebückter) Körperhaltung die Zentren des feinstofflichen Leibes verfehlen oder andere Stellen »entzünden«, wovor auf jeden Fall gewarnt werden muß.

Es bleiben noch einige Worte über die nicht minder wichtige Händehaltung zu sagen. Es ist nicht einerlei, was leider selbst in den indischen Yoga-Büchern behauptet wird, wie und wo man die Hände oder die Finger bei den Atem- und Konzentrations- oder Meditationsübungen hält. Die Haltung der Hände und der Finger ist eine Wissenschaft für sich, und sie wäre nicht entstanden, wenn die jeweilige Hand- und Fingerstellung (auch Mudra genannt) ganz ohne Bedeutung wäre. In Wirklichkeit vermag die Handstellung allein den Atem und dadurch auch die Konzentration und Meditation zu beeinflussen. Dies beruht ebenfalls auf der Wechselwirkung der magnetischen Ströme im Körper. Zunächst einmal eine Probe aufs Exempel: Der Leser möge, beliebig sitzend, seine Hände zusammengefaltet in den Schoß legen und nach einigen Sekunden auf den Knien mit den Handflächen nach vorn halten. Wenn er dabei die Augen schließt und sich auf sein inneres Gefühl konzentriert, gibt er mir bestimmt recht, daß die Händehaltung im Schoß ein Gefühl konzentrierter Kraft entstehen läßt, während die Handrücken auf den Knien sofort die Empfindung einer Kraftabgabe hervorrufen. Legt er dabei seine Handflächen auf die Knie, so hört die Empfindung des Kräfteverlustes auf, das Kraftgefühl ist jedoch nicht so stark wie bei den Händen im Schoß (zusammen). Das gleiche, wenn auch weniger ausgeprägt, wird mit der Fußstellung empfunden: Sind die Füße überkreuz oder berühren sie sich, so entsteht ein leises Gefühl der geballten Kraft, welches zu schwinden beginnt, sobald die Füße auseinandergestellt werden.

Dieses einfache Experiment, welches bei Atem- oder Konzentrationsübungen besonders deutlich wird, spricht Bände. Nun verstehen wir, warum die Yogis immer mit zusammengeschlagenen Beinen sitzen. Aber es ist bei weitem nicht alles. Wenn die Hände auf den Knien liegen, verstärken sie die beiderseitigen magnetischen Ströme und die Folge ist eine erhöhte Spannung und deshalb auch erhöhte Atemtätigkeit – die Einatmung (übrigens auch eine Form des »Sonnenatems«) wird verstärkt und somit nimmt die Konzentration (als Spannung des Denkprinzips) ihren Gang. Diese Spannung der magnetischen Ströme wird noch durch eine merkwürdige Fingerstellung (Cin-Mudra) – Daumen und Zeigefinger gekrümmt zusammen, die übrigen Finger ausgestreckt – gesondert und somit verstärkt: Daumen und Zeigefinger der rechten Hand sind positiv, Ring- und Kleinfinger negativ geladen, in der linken Hand umgekehrt, während die Mittelfinger (im Seitenverhältnis der Handströmungen) neutral (obwohl beide im Verhältnis zueinander auch polarisiert) sind. Bei den Atemübungen, die das Kräftepotential im Körper erhöhen sollen, werden dabei die Handflächen nach außen gehalten, weil dem Empfang des kosmischen Prana aus dem All auf diese Weise freie Bahn gelassen wird.

Während der Konzentration dagegen müssen die Handflächen auf die Knie gelegt werden, um sich von der Außenwelt abzu-

schließen. Diese Hände- und Fingerhaltung eignet sich nicht für Meditationsübungen, denn jede Meditation ist eine Entspannung und wird deshalb stets von einer besonderen Atemart begleitet, bei welcher die Ausatmung überwiegt, wie später noch ausführlicher erklärt wird. Freilich vermag ein Meister der Meditation in beliebiger Körperstellung in Versenkung zu geraten, aber der Übende handelt zumindest unvernünftig, wenn er die feststehenden Gesetze der Natur mißachtet. Und dieses Gesetz lautet: Wenn die Einatmung verlängert wird, beginnt automatisch die Konzentration, und umgekehrt: wenn die Ausatmung verlängert wird, beginnt automatisch die Meditation und umgekehrt.
Es ist unbegreiflich, daß die Yogis von heute kein Wort darüber verlieren und die Leser ihrer Bücher in Unkenntnis dieser wichtigen Zusammenhänge lassen, denn alles, was man darüber erfährt, ist, daß »der Atem während der Meditation ruhiger wird«. Von dem erwähnten Gesetz läßt sich jedoch die ganze Technik der Konzentration und Meditation – Begriffe, die man ständig verwechselt – ableiten: Man braucht lediglich die entsprechende Atemweise einzuleiten und die davon abhängige Bewußtseinsstufe wird automatisch zustande kommen. Deshalb wird Atemtechnik stets vor Konzentration und Meditation geübt. deshalb wäre Konzentration und gar Meditation ohne Atembeherrschung ein aussichtsloses Beginnen.
Wir kommen zurück zu unserer Handstellung. Um nochmals kurz zusammenzufassen: Die Hände auf den Knien bewirken die Verlängerung des Einatmens. Der Leser möge diesen Versuch machen – er möge, nachdem er eine Weile mit zusammengefalteten Händen gesessen hat, die Handflächen auf seine Knie legen. Er wird sofort (bereits in der nächsten Sekunde) das Verlangen haben, länger und tiefer einzuatmen. Legt er die Hände in den Schoß und faltet sie zusammen, so schwindet dieses Gefühl, und er wird sogar das Gegenteil erleben, nämlich das Empfinden, er wolle ruhiger und länger ausatmen. Bei jeder Wiederholung des Experiments tritt unweigerlich dieses Phänomen in Erscheinung.
Also – die Hände auf den Knien halten, hilft der Einatmung und, da die Einatmung ein ständiges Merkmal der Konzentration ist, auch der Konzentration. Diese Wirkung ist so stark, daß selbst wenn man mitten in der Meditation die Hände wieder auf die Knie legt, das Bewußtsein zur Konzentrationsstufe zurückkehrt. Wenn man die Hände zusammenfaltet, und in noch stärkerem Maße, wenn sie überkreuz auf den Knien oder Füßen liegen, wird ebenso schnell die erhöhte Ausatmung und Meditation

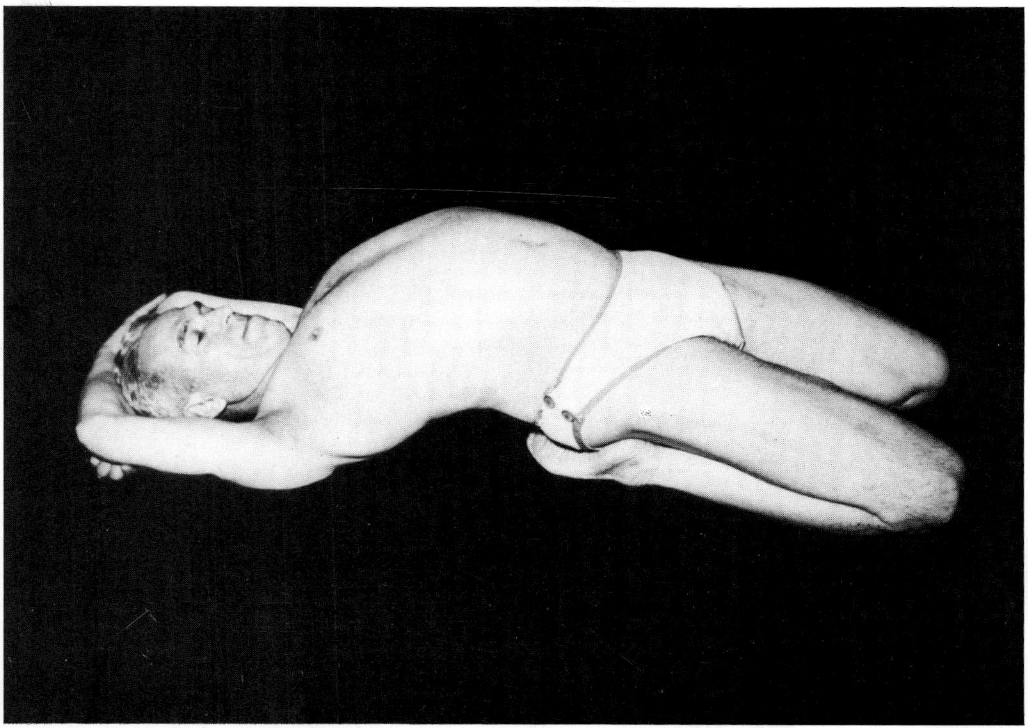

9

Suptavajrasana:
Diamantenschlaf

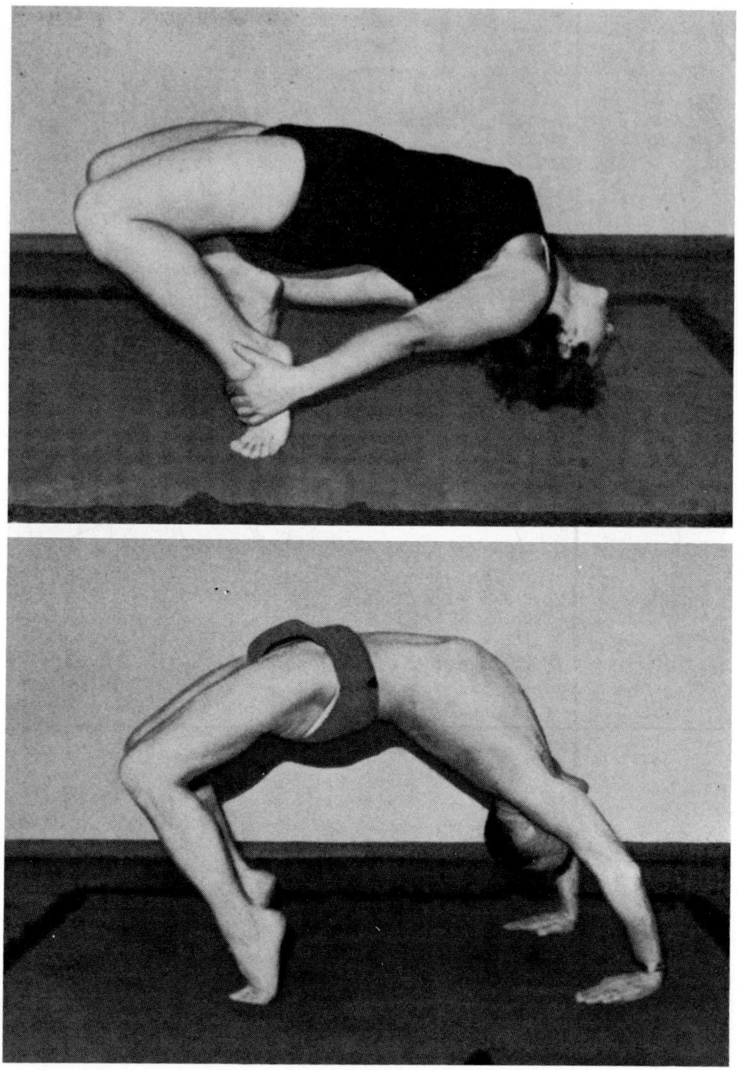

10

oben Kopfbrücke (Vorübung)
unten Cakrasana: Brücke

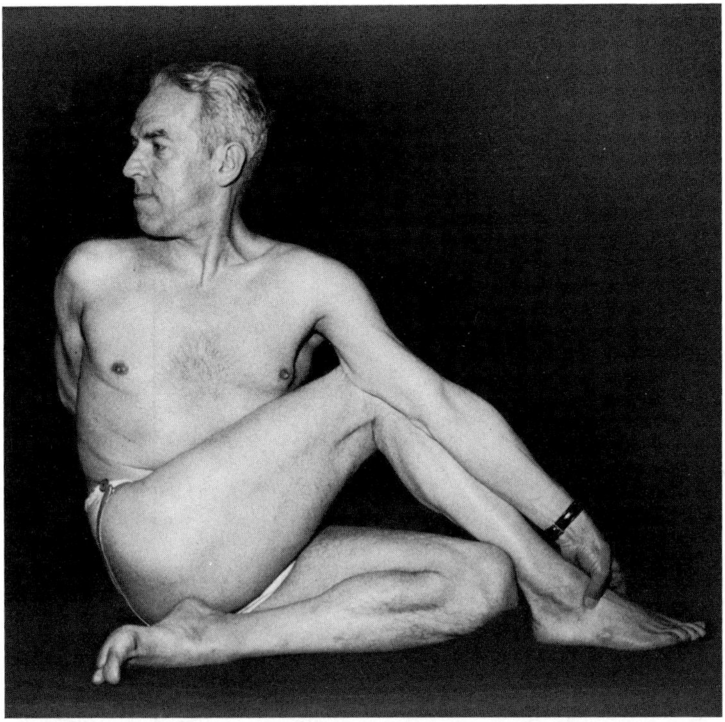

11

Ardha-Matsyendrasana: König der Fische

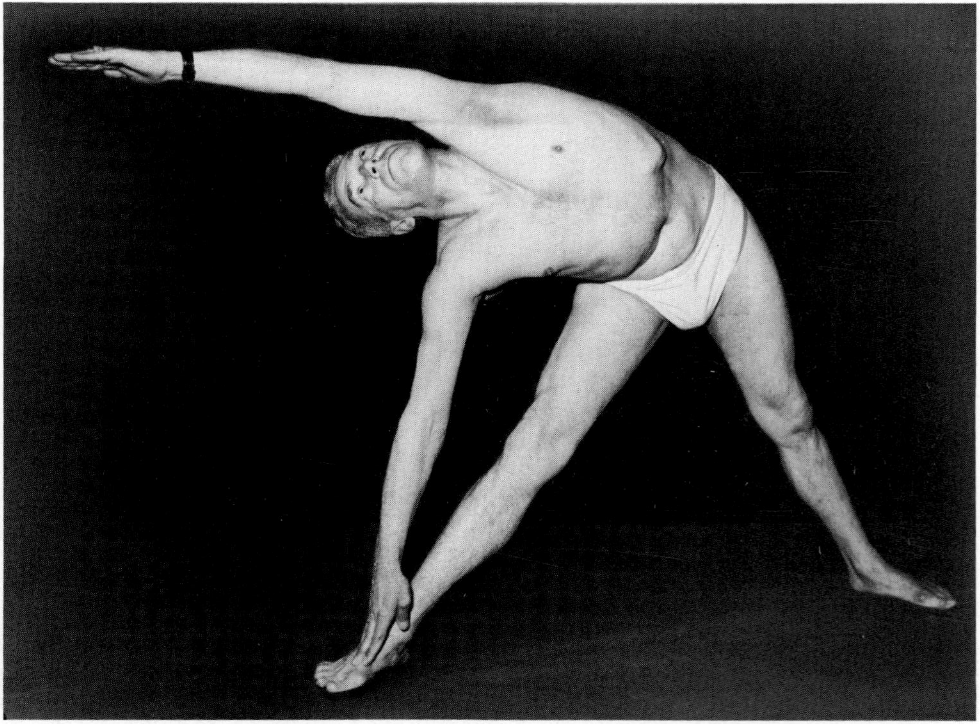

12

Trikonasana:
Dreieck

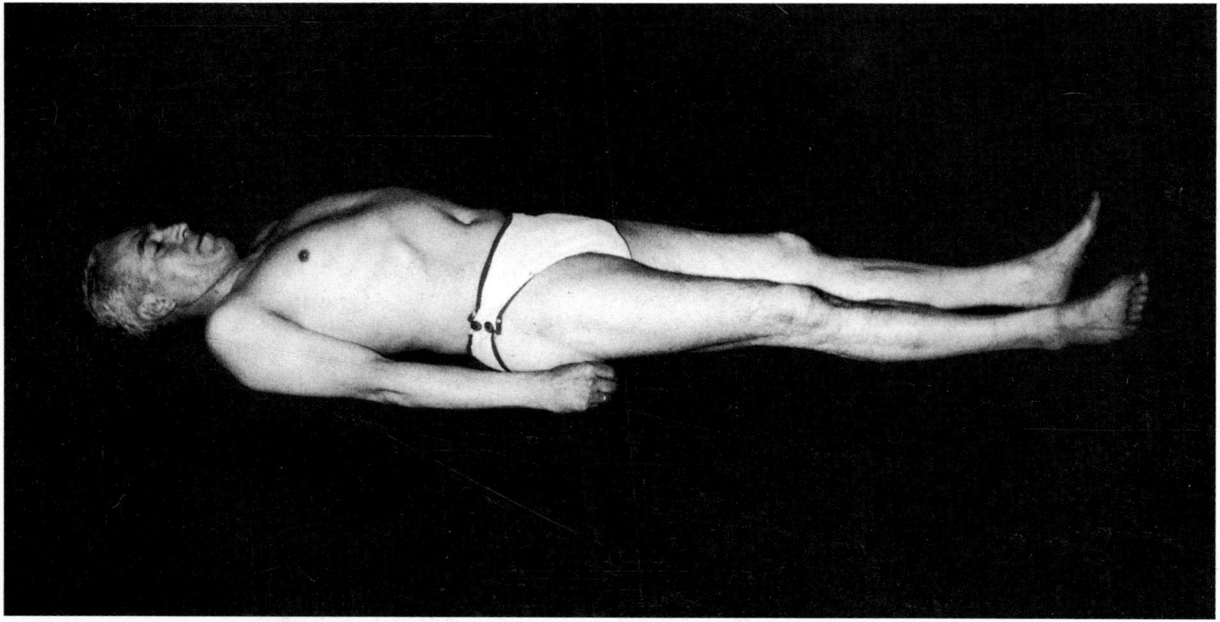

13

Sarasana: Entspannung

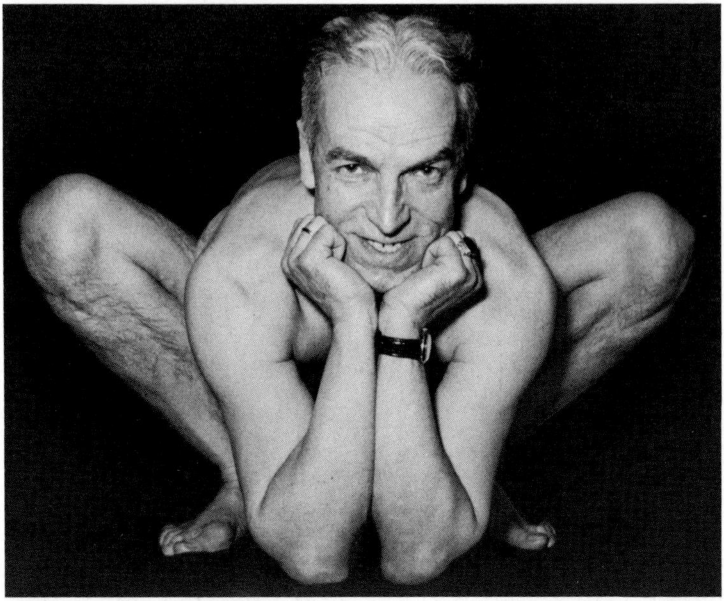

14 oben Ellbogenstütze
unten Nauli: Bauchmuskelzusammenziehen

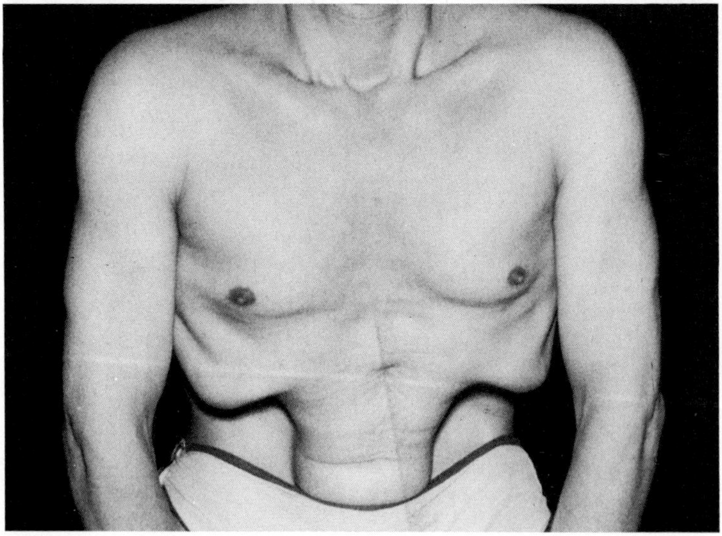

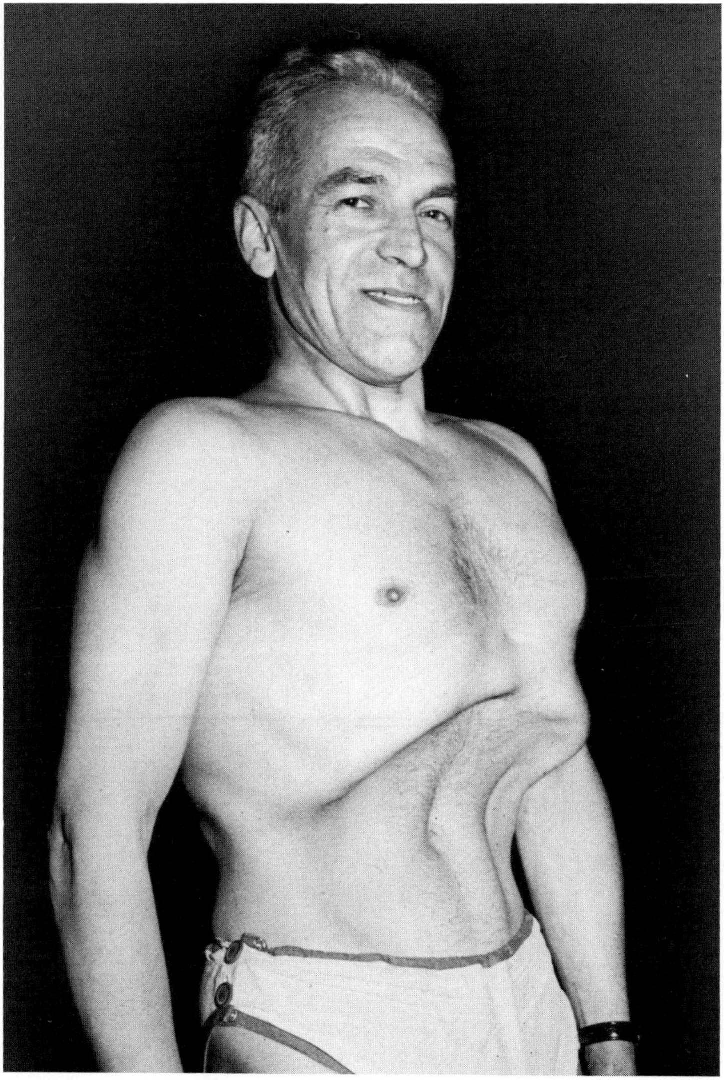

15

Uddiyana-Bandha: Zwerchfelleinziehen

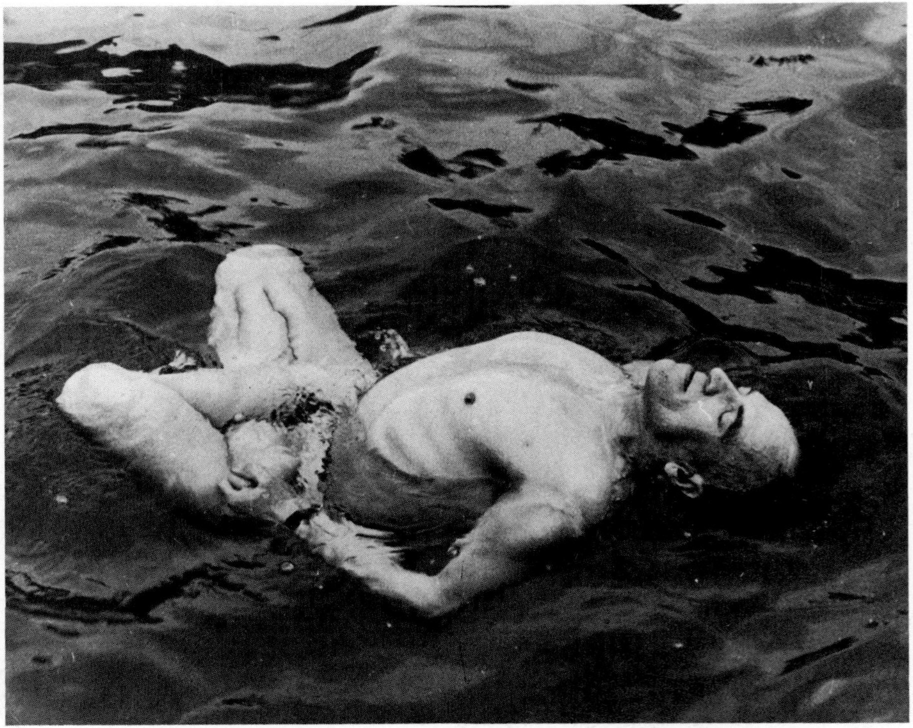

16

Matsyasana:
Fisch im Wasser

eingeleitet. Aus diesem Grund wird oft als Meditationssitz der Lotossitz mit überkreuz (auf dem Rücken) gehaltenen Armen (jede Hand hält die entgegengesetzte Fußspitze) verlangt – eine unnötig schwere Körperverrenkung, denn dieselbe Überkreuzhaltung auf dem Bauch tut genau das gleiche mit viel weniger Mühe.
Aus dem Obengesagten geht eine wichtige Erkenntnis hervor: Ebenso wie die Asanas zuerst eine Spannung (Dehnung) der betreffenden Körperteile und unmittelbar darauf eine möglichst weitgehende Entspannung des ganzen Körpers verlangen, so ist es auch mit der Atmung und folglich auch mit dem Denkprinzip der Fall: zunächst eine weitgehende Spannung der Lebenskraft (prana), wodurch die Einatmung gedehnt wird, um die tiefste Konzentration des Denkprinzips zu ermöglichen, daraufhin eine ebenso vollständige Entspannung des Prana und somit eine ausgedehnte Ausatmung, die das Denkprinzip entspannt und die Meditation hervorruft – bis sich schließlich der Körper, der Atem und das Denken »auflösen« (vollständig vergessen werden) und die intuitiven Eingebungen aus dem Überbewußtsein (nicht, wie viele falsch annehmen, aus dem Unterbewußtsein; denn das wäre kaum der großen Mühe wert), die Erkenntnis höherer Welten und Gesetze sich unser bemächtigen – das hehrste Ziel des Yoga, ohne welches alle Übungen bestenfalls ins Gymnastische, wenn nicht ins Fakirische ausarten. Nicht lediglich der gesunde Verstand im gesunden Körper (»mens sana in corpore sano«) ist das Ideal des Yoga, sondern ein Genie – genius in corpore sano – denn nichts minderes als Genialität auf seinem Gebiet und, wenn nötig, auf allen Gebieten, wird von einem vollkommenen Yogi erlangt.

> »Weder das Sitzen in der Lotosstellung, noch das Schauen auf die Nasenspitze ist Yoga.
> Yoga ist das Einssein der Seele mit dem Allgeist.«

IV. *Pranayama (Atemübungen)*

Wir kommen nunmehr zur vierten Yogastufe, zum Pranayama. Dieses Wort bedeutet, wie schon erwähnt wurde, eine »Spannung (ayama) der kosmischen Lebensenergie« (prana) und verbirgt eigentlich das ganze Geheimnis der Atemtechnik. Es wird von den indischen Autoren leider nicht erklärt, sondern schlechthin als »Atemkontrolle« bezeichnet. Diese unzutreffende Bezeichnung führt zur falschen Auslegung der alten Texte, die diese Atemtechnik schildern. Hinzu kommt noch die im Westen herrschende vollkommen irrige Vorstellung über den tatsächlichen Atmungsvorgang im menschlichen Körper sowie über die daraus folgende richtige Atemtechnik. Das ist um so bedauernswerter, als selbst die Fachleute sich anscheinend keine Gedanken über die physiologischen Tatsachen machen und die auf völlig irrigen Schlüssen aufgebaute und häufig zu erheblichen gesundheitlichen Schäden führende Atemgymnastik bedenkenlos verbreiten und weiter empfehlen. Wir werden deshalb gut tun, unser Augenmerk besonders scharf auf einige Tatsachen der Physiologie der Atmungsorgane zu richten.

Wir beginnen unsere Betrachtung einzelner Atemübungen in einer Reihenfolge, die zwar nicht üblich, jedoch geeignet ist, die Irrtümer dieser Auffassung und die sich daraus ergebenden Schäden bei der praktischen Anwendung dieser fehlerhaften Technik aufzudecken.

Es werden im ganzen 8 Atemübungen als zum Pranayama gehörig genannt: 1. Sahita, 2. Suryabheda, 3. Ujjayi, 4. Sitali, 5. Bhastrika, 6. Bhramari, 7. Murccha, und 8. Kevali. Statt der letzten Art erwähnen manche Texte die sog. Plavini (»die Schwimmende«), weil der Mensch vermittelst dieser Atmung, ohne jegliche Bewegungen, sich beliebig lange über Wasser zu halten vermag. Wir fangen gerade mit dieser Plavini an.

Normalerweise schwimmt der (schlanke) menschliche Körper im Salzwasser (des Meeres, des Ozeans usw.), sinkt jedoch im Süßwasser (des Flusses oder Sees), es sei denn, daß er ein ziemliches Fettpolster hat. Dicke Menschen werden bekanntlich »vom Wasser getragen«. Wieso vermag es ein schlanker Mensch, der diese Atemübung ausführt, nicht im Süßwasser zu sinken, wie die indischen Texte einstimmig behaupten? Wie lautet die Vorschrift?

Man füllt den Bauch mit Luft an und bleibt unbeweglich mitten im Wasser liegen, sitzen oder stehen – in beliebiger Position, soweit der Kopf oben ist. Da die richtige Technik vielfach verloren ging, versuchen manche Hatha-Yogis dasselbe Resultat dadurch zu erreichen, daß sie einfach die Luft verschlucken und damit den Magen anfüllen – eine häßliche Prozedur, da diese Luft später doch zurückgebracht werden muß. Dabei ist die richtige Technik kinderleicht: man atmet mit dem Zwerchfell – das ist alles! Selbst das Sprechen wird durch diese Atemweise nicht gestört, vorausgesetzt, daß immer genügend viel Luft im Zwerchfell bleibt. Somit ist diese Plavini-Atemweise eine unfehlbare Kontrolle des richtigen Zwerchfell-(Voll-)atems, weil dieser Vollatem die einzig-richtige Atemweise ist. Wenn also irgendjemand Ihnen den Zwerchfellatem beizubringen versucht und dabei selber im Wasser untergeht, so glauben Sie ihm nicht – denn er redet Unsinn.

Schauen wir uns das Gerippe des Brustkastens einmal genau an:

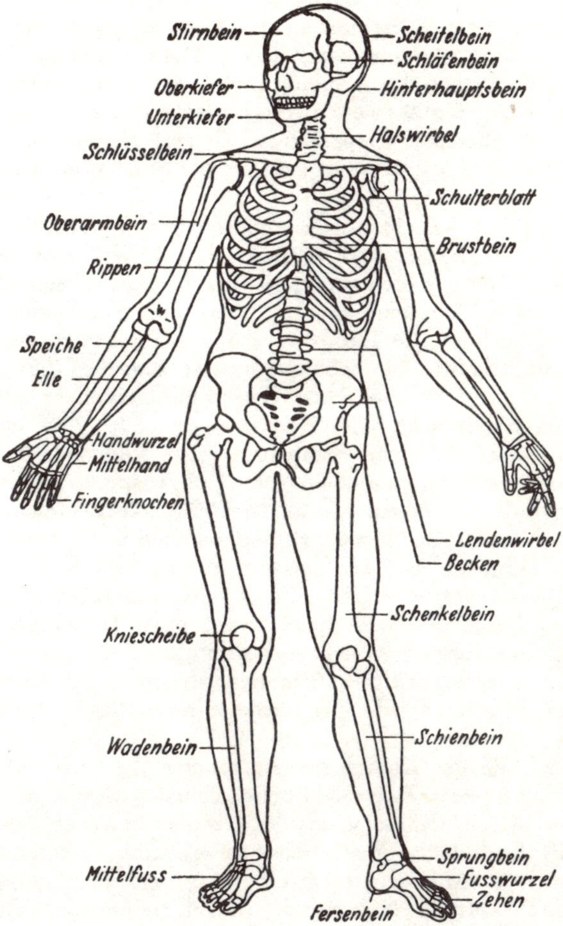

Wir stellen fest, daß die Rippen an beiden Seiten (vorn am Brustbein und hinten am Rückgrat, siehe Abbildung) zusammengefaßt sind. Wir entblößen den Oberkörper und setzen uns vor einen Spiegel. Nun versuchen wir, indem wir ruhig weiteratmen, die Arme dabei seitlich hoch und abwärts zu bewegen. Wir führen dasselbe auch ohne Atem aus. In allen Fällen stellen wir fest, daß die Atmung durch diese Armbewegung in keiner Weise behindert oder irgendwie beeinflußt wird. Zwar wird der Brustkorb am unteren Ende (wo die vier »falschen« Rippen sind) durch die gezogenen Armmuskeln (Delta) etwas gedehnt, aber diese Dehnung ist kaum zu merken. Daraus ziehen wir den Schluß, daß erstens die Atmung von dieser Armbewegung unabhängig ist, und daß zweitens die Lungenspitzen (die innerhalb des ersten, obersten Rippenpaares liegen) durch diese minimale Dehnung der untersten (geöffneten) Brutkorbpartie in keiner Weise gedehnt werden.
Wer würde auf den Gedanken kommen, den Reifenschlauch dadurch aufzupumpen, daß er versucht, den Reifen selbst zu dehnen?! Aber viele »Atemexperten« glauben an diesen Unsinn, denn sie empfehlen, beim Einatmen auch die Arme hochzuheben, wodurch angeblich die Luft erst in die Lungenspitzen gelangt. Nicht genug damit – sie behaupten sogar, daß dies die Zwerchfellatmung sei. Dabei wird das Zwerchfell, das mehr oder weniger immer mitwirkt, jedoch am allerwenigsten betätigt. Und was lehrt die praktische Erfahrung jedes Lungenarztes? Daß gerade solche Patienten am häufigsten Lungenspitzenkatarrh oder gar Schwindsucht haben, die mit dem Brustkorb atmen, wobei fast ausschließlich der Brustkorb hochgehoben wird – eine Technik, die nicht nur bei den meisten Frauen, sondern auch bei vielen Sportlern anzutreffen ist und sogar gefördert wird. Man mißt das Lungenvolumen leider nicht etwa am eingeatmeten Luftquantum, sondern einzig und allein am Brustumfang. Und dabei ist unser eigentliches Atmungsinstrument das Zwerchfell, nicht der Brustkorb, wie das obenerwähnte Plavini-Phänomen eindeutig beweist.
Genau so, wie der Kolben der Luftpumpe die Luft aufpumpt, so wirkt auch unser Zwerchfell beim Atmen – die Frage ist also, wie man diesen »Kolben« unseres Körpers bewegen soll. Darauf weiß die indische Yoga-Lehre eine ebenso bemerkenswerte wie praktische Antwort: durch eine bestimmte Zungenlage. Sie heißt Nabho-Mudra und besteht in folgendem: Die Zungenwurzel (nicht die Zungenspitze!) wird an den weichen Gaumen (Zäpfchen) gelegt, als spräche man das nasale »ng« in »Lang« aus

(oder, als wenn man mit offenem Mund durch die Nase atmet). Wenn man dabei einen leichten Druck mit der Zunge auf die Kehle ausübt und so einatmet, entsteht ein leiser Schnarchton und man spürt sofort, daß damit auch merklicher Druck des Atems auf die Aftergegend verbunden ist – das Zwerchfell ist eingeschaltet. Später braucht man dieses Kunstmittel natürlich nicht mehr, aber die Zungenlage hat auch andere Vorteile und deshalb wird sie von den Yogis stets empfohlen. Eine andere Hilfe ist das uns bereits bekannte starke Hochziehen des Zwerchfells nach erfolgter Ausatmung (Uddiyana-Bandha). Wenn sich das Zwerchfell, durch wiederholte Übung, genügend nach oben ziehen läßt, geht es bei der Einatmung ebenso tief nach unten und sichert somit das erhöhte Lungenvolumen, wodurch das Plavini-Phänomen erklärt wird – nicht der Brustumfang, sondern das Zwerchfellvolumen ist das ganze Geheimnis.
Es gibt noch eine Atemübung, welche den Zwerchfellatem leichter erlernen läßt, nämlich den sog. »Blasebalg« (Bhastrika), der normalerweise vom Zwerchfell aus gemacht werden muß, sonst verursacht er leicht ein Schwindelgefühl, ein Zeichen, daß die Atmung falsch ist. Aber dabei wären wir schon mitten in der Praxis und wir müssen vorerst noch etwas Theoretisches berücksichtigen. Was geschieht z. B., wenn wir uns anstrengen, doch mit dem Brustkorb zu atmen und den Zwerchfellatem sein lassen? Solange wir einfache tiefe Atemzüge bei der üblichen Atemgymnastik machen, dürfte, abgesehen von dem schon besprochenen unvollständigen Atmen, kein weiterer Mangel entstehen, soweit wir die normalen Grenzen nicht überschreiten. Aber wer kann sagen, wo diese Grenze liegt, zumal der Brustatem an sich schon nicht normal ist? Jede Aktivierung und Intensivierung dieser anormalen Atmung durch Gymnastik und besonders durch Sport, Athletik und dergl., birgt in sich die wachsende Gefahr einer übermäßigen Dehnung des Lungengewebes, die ins Ungemessene steigt, wenn man mit dieser Atemweise die Yoga-Atmung übt.
Man bedenke nur: jede indische Atemübung bezweckt eine starke Dehnung der Atemzüge durch ständig verlängertes Atemanhalten – wie wir sogleich sehen werden, dauert dieses Atemanhalten bei jedem Atemzug rund anderthalb Minuten (von 48 bis 144 Sekunden), und solcher Atemzüge muß man, nach indischer Vorschrift, viermal am Tage je 80, insgesamt also 320 machen, wenn man diesen Vorschriften genügen will. Das entspricht einem Atemanhalten von rund acht Stunden täglich. Ist es ein Wunder, daß der Mensch durch diese törichte Überdehnung des

überaus zarten Lungengewebes sich unbedingt Lungenemphysem, Asthma oder gar schlimmere Leiden holt?
Die Praxis der Asanas hat uns gezeigt, daß eine unvorsichtige Überdehnung des an sich zähen und robusten Muskelgewebes zu tagelangen Schmerzen führen kann – wie viel ärger soll der Schaden sein, wenn das weitaus feinere Lungengewebe dieser ständigen Überdehnung ausgesetzt wird! Diese Gefahr wird ausgeschaltet, wenn man statt dessen das Zwerchfell dehnt, d. h. mit dem Zwerchfell atmet und dazu noch nach jedem Ausatmen dasselbe stark einzieht (Uddiyana-Bandha), wodurch in der Lunge ein »Minus-Druck« (Vakuum) entsteht, so daß das Lungengewebe bald aufgeblasen, bald ausgesaugt wird und somit elastisch bleibt. Sonst hätte selbst ein geübter Yogi diese Übung nicht ohne Schaden ausgehalten.
Es gibt aber noch einen Unsinn, der im Westen weit verbreitet ist und selbst von den Atemspezialisten empfohlen wird – ich meine das Ausatmen durch den Mund. Die Verfechter dieser Methode können sagen, was sie wollen, aber sie müssen folgendes zugeben:

(1) Die Natur hat uns die Nase, nicht den Mund, zum Atmen gegeben. Sollten wir, wie vielfach behauptet wird, durch den Mund ausatmen, um angeblich eine vollständigere Ausatmung zu erzielen, so hätte die Mutter Natur uns bestimmt in diesem Sinne ausgerüstet. Die Ausatmung durch den Mund ist also zumindest unnatürlich. Dies erhellt uns noch aus folgender Überlegung.
(2) Die Aufgabe der Nasenschleimhaut ist u. a. das Erwärmen der eingeatmeten Außenluft. Selbst bei Frost wird die kalte Luft in der Nase so warm, daß sie ohne Schaden für die Lunge eingeatmet werden kann. Wenn diese in der Lunge noch weiter angewärmte Luft durch die Nase wieder ausgeatmet wird, erhält sie die Nase dauernd warm. Wird sie dagegen durch den Mund ausgeatmet, so wird die Nase durch die neu eingeatmete kalte Luft so schnell wieder abgekühlt, daß sie direkt zu schmerzen anfängt und unwillkürlich auch zum Einatmen durch den Mund zwingt, was ganz und gar verwerflich ist.
(3) Die vornehmste Aufgabe der Nasenschleimhaut ist das Abfangen der Staubpartikel und das Abtöten der Bazillen. Zum letzteren verhilft die Ausatmung vom Kohlendioxyd der verbrauchten Luft durch die Nase. Dies ist um so wirksamer, je gründlicher und tiefer (wie es bei den Atemübun-

gen der Fall ist) jeder Atemzug gemacht wird. Bei der Ausatmung durch den Mund bleibt diese Wirkung gänzlich aus.

(4) Jedes Organ entwickelt sich durch die Tätigkeit und verkümmert nach längerer Ruhe. Bei der Ausatmung durch den Mund leistet die Nasenschleimhaut nur die halbe Arbeit, wird außerdem nicht genügend abgehärtet und leicht verkältet und verstopft. Ein Nasenschleimhautkatarrh ist häufig die Folge.

(5) Ausatmung und besonders das so beliebte Ausstoßen der Luft durch den Mund mit »sss«, »ffft«, »pöh«, »bäh« und sonstigem im Westen ausgeknobelten Unsinn übt einen verstärkten Druck auf die feinen Lungenbläschen aus und macht auf die Dauer asthmatisch oder zumindest asthma-anfällig, was das allgemein bekannte Beispiel der Musiker mit Blasinstrumenten und nicht zuletzt auch der Kraulschwimmer immer wieder bestätigt. Diese Tatsache wird auch dadurch erhärtet, daß das Ausstoßen der Luft durch die Nase in absehbarer Zeit selbst ein langjähriges Asthma heilt.

Die Aufzählung dieser unbestreitbaren Tatsachen könnte genügen, um jede vermeintlich positive Wirkung der Ausatmung durch den Mund zu widerlegen. Ich füge jedoch noch eine weitere Tatsache hinzu: Ausatmung durch den Mund wird in keiner einzigen echt-indischen Atemübung empfohlen. Wer deshalb diese törichte Ausatmungsweise für eine Yoga-Methode ausgibt, ist entweder nicht im Bilde oder handelt wider besseres Wissen.

Nach diesen theoretischen Ausführungen könnte eigentlich unsere Praxis beginnen. Dennoch bleibt noch etwas zu sagen – diesmal über merkwürdige Darlegungen der richtigen Lehre durch indische Verfasser der Yoga-Bücher. So wird als erstes bei den Atemübungen die sogenannte »Nervenreinigung« (Nadi-Suddhi) verlangt. Zunächst einmal, was sind diese Nadis? Swami Sivananda sagt in seinem »Kundalini Yoga« eindeutig:

> »Nadis sind astrale Röhren, die aus der Astralmaterie bestehen und psychische Ströme leiten.«

Und weiter:

> »Wenn der Atem durch das Susumna (Rückenmarkkanal) fließt, wird das Denkprinzip stabil. Wenn die Nadis voll von Unreinheiten sind, kann der Atem nicht durch die mittlere Nadi hindurch. Deshalb muß man für Reinigung der Nadis das Pranayama üben.«

Und Raj Bahadur Sri Candra Vasu meint:

> »Das Vayu geht nicht (kann nicht) in die Nadis, solange sie voll von Unreinheiten (Kot usw.) sind.«

Der Leser möge darüber nachdenken, wie wohl, erstens, »Kot usw.« aus dem Mastdarm in den Rückenmarkkanal oder in irgendwelche anderen astralen Röhren des Körpers gelangen kann, zweitens, wie man es fertig bringen soll, durch Atemübungen allein diesen auf eine unerklärliche Weise in die astralen Kanäle gelangten Unrat zu beseitigen. Und dabei sagt der Urtext des Weisen Gheranda unzweideutig genug:

> »Es gibt zwei Arten von Nadi-Reinigung – Samanu (mit Mantra) und Nirmanu (ohne Mantra). Samanu wird mit einem Bija (Buchstabenmantra) gemacht, Nirmanu durch Dhautis (Reinigungsübungen)«.

Es gibt demnach zwei Möglichkeiten der Nadi-Reinigung: die grobstofflichen Kanäle, auch Nadis genannt, werden mit Wasser usw. und die feinstofflichen (Nerven und andere) durch Atmung gereinigt. Ist es aber wirklich der Atem, der diese feinstofflichen Kanäle durchdringt? Jeder Laie in der Anatomie weiß, daß die Nasenlöcher bereits hinter dem Gaumen zusammenkommen, so daß der Atem, ganz gleich aus welchem Nasenloch kommend, immer dieselbe Luftröhre und zwar nur bis zur Lunge entlang geht. Wieso muß man denn diesen Atem durch Ida (die linke Körperseite) oder Pingala (die rechte Körperseite) oder gar Susumna (den mittleren Rückenmarkkanal) zwecks »Nervenreinigung« und daraufhin beim Pranayama hindurch lassen?
Die Sanskrittexte, wenn sie über diese Angelegenheit berichten, gebrauchen nie den Ausdruck »Atem« (Swasa), sondern stets die Begriffe »Prana«, »Vayu« oder »Maruta«, die ebensowenig den Atem bedeuten, wie Pranayama die »Atemkontrolle«. Und der Ausdruck mala-akula, welcher »von Unreinheiten behaftet« übersetzt wird, bedeutet eigentlich »Verwirrung der Flüssigkeiten« (dosas) des Körpers, wie »Wind« »Galle« und »Schleim«. Gegen diese Verwirrung oder Unregelmäßigkeit hilft neben der Sitali-Atemübung in erster Linie die Kapala-Bhati, die die erste Stufe der »Nadi-Reinigung« ist. Worin besteht sie?
Man atmet links ein und rechts aus, daraufhin wieder rechts ein und links aus usw., wodurch die »Erkrankung der Schleimhaut beseitigt wird«, wie die Theorie besagt. Die höchste Stufe dieser

Nadi-Reinigung unterscheidet sich praktisch nicht von dem Sahita, welche alle Atemarten durch ein Nasenloch einschließt. Daraus folgt, daß jede Atemübung, bei welcher durch einzelne Nasenseiten geatmet wird, der Nadi-Reinigung dient und diese letztere deshalb als Spezialübung unnötig macht. Aus dem Obengesagten geht auch hervor, daß es sich dabei ohne Zweifel um die Regelung der beiden magnetischen Ströme surya-svara (rechte Körperseite) und candra-svara (linke Körperseite) handelt. Wenn der Körper im Einklang mit der Natur steht (gesund ist), wechseln diese Ströme regelmäßig alle zwei Stunden einander ab. Wenn jedoch der Mensch krank ist, ist bei ihm diese Wechselwirkung gestört und als Folge davon kommt die »Verwirrung der Flüssigkeiten« – des »Windes«, des »Schleimes« und der »Galle«. Dies ist die Erklärung der Frage, wieso der Atem, erstens, die »Nerven« (die fein-stofflichen Kanäle der beiden Körperseiten) Ida und Pingala »reinigen« und, zweitens, den mittleren Kanal Susumna frei von »Unreinheiten« (von Unordnung der beiden Ströme) legen kann: denn einige Minuten zwischen den jeweiligen zweistündigen Perioden läuft der Atem durch beide Nasenlöcher gleichmäßig (und das Prana durch den mittleren Kanal des Rückenmarks, Susumna).

Dieses Phänomen entsteht besonders klar beim Sonnenauf- und -untergang, weshalb es vorgeschrieben ist, zu dieser Zeit zu üben, ebenso wie zu Mittag und zu Mitternacht, wenn dieselbe Erscheinung eintreten soll. Ist dies nicht der Fall, soll es künstlich herbeigeführt werden. So erfüllt diese »Nervenreinigung« einen doppelten Zweck: erstens, wird die allgemeine Regelung und Stärkung der magnetischen Ströme der Körperseiten erzielt, und, zweitens, die momentane Regelung, wodurch das vorübergehende Gleichgewicht der beiden Ströme hergestellt wird. Aber ersteres erlangt man ebensogut mit den Atemübungen durch einzelne Nasenlöcher, wie Kapala-Bhati, Suryabheda und Sahita. Das magnetische Gleichgewicht erreicht man aber viel einfacher durch folgendes Hilfsmittel: Man legt sich nieder auf die freie Seite (auf welcher das Nasenloch freier ist) und wartet etwa 7–10 Minuten ab. Nach Verlauf dieser Zeit, vielleicht auch eher, sind beide Nasenlöcher frei. Dann kann man die Atemübungen machen.

Nun folgt die Praxis des Pranayama. Auch darüber – ebenso wie über die Asanas – findet man bei Patanjali auf den ersten Blick keine Anweisungen. Eine genauere Untersuchung erklärt jedoch eine ganze Menge. Es ist praktisch die richtige Methode. die sich von den üblichen Erklärungen moderner (auch indischer)

Autoritäten grundsätzlich unterscheidet. Was sagt Patanjali? Sein nächster Leitsatz nach den Asanas lautet:

> »Dem (d. h. dem Nichtbetroffen-Sein durch die Gegensätze bzw. der Nichthemmung der Gegensätze) folgt das Pranayama – die Spaltung des Ein- und Ausatmungsvorganges.«
> (Yoga-Sutra, II, 49)

Worin besteht dieses Spalten des Ein- und Ausatmungsvorganges? Offensichtlich im Trennen der Einatmung von der Ausatmung. Da Patanjali die letzte Atemart, die sogenannte Kevali, bei welcher weder die Ein- noch die Ausatmung hervorgehoben ist, als die vierte Art bezeichnet (Yoga-Sutra II, 51), gibt es demnach im allgemeinen vier Möglichkeiten: 1. Einatmung und Ausatmung zugleich. 2. Einatmung, 3. Ausatmung und 4. weder Einatmung noch Ausatmung. Wenn wir noch hinzufügen, daß das Wort »Pranayama« eine Dehnung des Atemvorgangs bedeutet, ergibt sich daraus die Notwendigkeit, den jeweiligen von den vier erwähnten Vorgängen möglichst in die Länge zu ziehen. Dies geht tatsächlich aus dem Sutra II, 50 hervor:

> »Die Art und Weise des Atemverharrens außerhalb bzw. innerhalb (des Körpers) kennzeichnet sich durch Ort, Dauer und Zahl und ist lang und fein.«

Der Leser möge sich vergegenwärtigen, daß das Originalwort stambha das »Atemverharren«, nicht aber das Atemanhalten (kumbhaka) bedeutet, ebensowenig wie der Originalausdruck dirgha-suksma »entweder langanhaltend oder kurz« (Vivekanandas »Raja-Yoga«, Seite 223) sein soll. Denn das Wort suksma ist vielmehr »fein« (feinstofflich), »kaum hörbar« und nicht einfach »kurz« – und dies ist eine wesentlich andere Technik, als gewöhnlich empfohlen wird, indem man den Atem »lang oder kurz« anhalten soll. Genau so wie man im Falle der Asanas jeden Zwang, Schmerz, überhaupt jede Gewaltanwendung (hatha) vollkommen ausschalten muß – denn jede Gewaltanwendung ist Fakirismus, kein Yoga –, so darf man beim Pranayama den Atem nicht mit Gewalt oder zwangsmäßig anhalten.
Wir haben gesehen, daß das Grundprinzip der Asanas das Verharren in einer bestimmten Körperstellung ist, solange dieses Verharren noch angenehm erscheint. Dieses Prinzip läßt sich auf die Atemtechnik, auf die Konzentration und Meditation, ja auf den ganzen Yoga überhaupt erstrecken. Nicht »Hatha« (Ge-

walt), sondern »Ha-Tha« (Vereinigung von »Sonne« und »Mond«, der Einatmung mit der Ausatmung, der Seele mit dem Allgeist) und kein stures Hochhalten der Arme, Sitzen nackt im Eis oder auf dem Nagelbrett, kein fakirisches Atemanhalten minuten-, ja stundenlang, kein Stieren auf die Nasenspitze, auf den Nabel oder sonstwohin. Aus den ebenso schlichten wie präzisen Leitsätzen Patanjalis geht klar und deutlich hervor, daß die Einatmung oder die Ausatmung, je nach den vier Atemarten, langsam und fein (so, daß man es nicht hört!), bis zum Verharren gemacht werden soll.
Man atme beispielsweise so ein, daß man mitten im Einatmen immer langsamer ist, wodurch dieser Vorgang immer unhörbarer wird, bis sich die Pause von selbst einschaltet – darin besteht das Verharren in der Einatmung. Dasselbe ist mit der Ausatmung der Fall. Alles künstliche, jedes zwangsmäßige Atemanhalten – wie vielfach vorgeschrieben wird –, etwa für 62, 80 oder gar 144 Sekunden (= 2,4 Minuten!), ist ein purer Unsinn, Fakirismus, ein geistiger Selbstmord.
Der Leser sollte in meiner Kritik keineswegs persönliche Aspekte suchen. Die wirklichen Yogis wie Babaji, Lahiri Mahasaya und Yuktesvar Giri, lassen an Deutlichkeit nichts fehlen, wenn sie behaupten:

> »Kriya-Yoga (Vorbereitung des Körpers) hat nichts gemeinsam mit den unwissenschaftlichen Atemübungen, die einige irregeführte Fanatiker lehren. Ihre Bemühungen, den Atem mit Gewalt in der Lunge anzuhalten, sind nicht nur unnatürlich, sondern entschieden unangenehm.«

Und dabei müßte eigentlich eine allen Indern geläufige Bezeichnung einer der wichtigsten Atemübungen, Sahita, als Sukha-Purvaka (»angenehme Vorübung«) durch ihren Namen schon jeden Übenden zu einer sanften, behaglichen Atemweise ermahnen. Diese richtige Atemweise läßt sich am besten durch die Praxis erlernen.

(1) Zunächst kommen solche Atemübungen in Frage, in welchen sowohl das Ein- wie das Ausatmen zugleich gedehnt wird.

Sitali

Man rollt die Zunge zu einem Röhrchen zusammen und atmet langsam und mit einem schlürfenden Geräusch durch die Zunge ein. Dann hält man den Atem ohne Unbehagen einige Augenblicke an und atmet schließlich durch die Nase normal wieder aus. Manche Leute bringen es nicht fertig, die Zunge auf diese Weise zu halten. Sie helfen sich dadurch, daß sie entweder durch die Zähne oder durch eine kleine Mundöffnung wie durch ein schmales Rohr einatmen. Man muß nur darauf achten, daß, erstens, die Lippen stets mit Speichel benetzt sind und, zweitens, der Speichel, auch in der ersteren Variation, nach jedem Einatmen geschluckt wird. Er spielt dabei die Rolle einer chemischen Reagenzflüssigkeit, die die eingeatmete Luft physisch sowie chemisch und sogar bakteriologisch reinigt. Die von deutschen Wissenschaftlern durchgeführte Forschung hat nämlich ergeben, daß der Speichel dreierlei Substanzen hat, die hemmend, paralysierend und sogar tötend auf die Bazillen (wie Klebs-Löfflerbacillus der Diphtherie u. a. m.) einzuwirken vermögen.

Diese Atemübung hat vielerlei Vorteile. Sie macht den Menschen gefeit gegen Erkältungen (des Rachenraumes), bekämpft Hunger- und Durstgefühl, reinigt das Blut und gibt vor allem eine neue, samtartige Haut, weshalb diese Atemübung als »Schlangenatmen« (man »häutet sich« sozusagen) bekannt ist. Aber die merkwürdigste aller Wirkungen ist die Fähigkeit, geringe Hautverletzungen durch bloße Willensanstrengung rasch verheilen zu lassen. Diese Atemübung hat einen Nachteil – sie darf nicht in kalter Luft gemacht werden, wegen Erkältungsgefahr.

Bhastrika

Man atmet schnell durch die Nase ein und aus, wie eine Luftpumpe, etwa 20–30mal hintereinander. Daraufhin macht man einen tiefen Atemzug – langsam einatmen, möglichst lange (aber ohne jeglichen Zwang) anhalten und dann langsam (durch die Nase) ausatmen. Mit der Zeit steigert man die Zahl der kurzen Atemzüge allmählich bis 120mal. Das Anhalten fällt übrigens nicht schwer, denn schnelles Ein- und Ausatmen pumpt eine große Menge Sauerstoff auf – darauf beruht hauptsächlich die wunderbare Wirkung dieser Atemübung.

Dieses Bhastrika (»Blasebalg«) ist die beste und wirksamste aller

Atemübungen. Der Mensch kann dadurch eine beliebige Sauerstoffmenge einatmen und folglich das auf diese Weise gereinigte und gesättigte Blut jedem Körperteil, ja jeder Körperzelle (durch betreffende Asanas) zuführen. Wenn man beim Atmen die Fingerspitzen oberhalb der Schlüsselbeine hält, so spürt man, wie gerade die Lungenspitzen durch diese Atemstöße mit immer neuem frischem Sauerstoff versehen und dadurch gesund erhalten werden. Deshalb wird dieses Bhastrika mit besonderem Vorteil gegen Lungenleiden, vor allem Tuberkulose und Asthma angewandt. Was das Asthma anbelangt, so schwindet selbst das chronische Leiden bereits nach einigen Monaten dieser Atemübung gänzlich. Es mag paradox erscheinen, ist aber wahr, daß das stoßweise Ausatmen durch den Mund den Menschen asthma-anfällig macht, dasselbe stoßweise Ausatmen durch die Nase ihn jedoch gerade von Asthma heilt. Man muß nur bei allen Asthma- und Lungenleidenden sehr vorsichtig und sanft, ja sogar hauchartig mit dieser Atemübung beginnen und sie nur langsam, je nach dem körperlichen Vermögen des Kranken, an Kraft und Stoßzahl steigern – dann ist man des Erfolges gewiß. Damit erschöpft sich die gute Wirkung dieser Übung bei weitem nicht. Das Bhastrika beruhigt das Herz: nach einem Lauf, einem anstrengenden Treppensteigen oder sogar nach einer seelischen Aufregung braucht man diese Atemweise nur 20–30mal wechselweise zu machen – und das Herzklopfen verschwindet augenblicklich, sobald die vom Körper verlangte Sauerstoffmenge wieder aufgepumpt ist. Aus diesem Grunde ist diese Atemübung, sowohl als Vorbereitung als auch Abschluß, allen Sportlern, vor allem Läufern, Schwimmern und Tauchern, zu empfehlen.

Ein weiterer Vorteil der Bhastrika ist ebenso überraschend wie nützlich: diese Atmung, im Rhythmus der Wehen ausgeführt, verhilft sogar zur völlig schmerzlosen Entbindung, weshalb diese Technik in einigen Pariser Entbindungsheimen den Wöchnerinnen beigebracht wird.

Nicht zuletzt kann das Bhastrika als ein Anti-Krebsfaktor, wiederum wegen seiner sauerstoff-aufpumpenden Wirkung, angesehen werden, wird doch, dem neuesten Forschungsstand zufolge, der Sauerstoffmangel im Gewebe als eine der Hauptursachen von Krebs genannt. Vermittels dieser Atemübung vermag der Mensch – wie schon erwähnt, im Zusammenhang mit richtig durchgeführten Asana-Übungen – seinem ganzen Körper eine beträchtliche Menge Sauerstoff beliebig zuzuführen.

Es gibt darüber hinaus noch eine nicht minder wichtige Folge

der Bhastrika-Übung, aber rein psychischer Natur. Ich komme noch darauf, wenn wir das Kapitel Konzentration betrachten.
Die Atemübungen dieser ersten Gruppe, in welcher die Einatmung und die Ausatmung in gleichem Maße auftreten, gehören nicht dem Pranayama im eigentlichen Sinne an (Dehnung des Atemvorganges), wenn man von der Steigerung der blasebalgähnlichen Atemweise des »Bhastrika« absieht – sie sind vielmehr Reinigungsübungen. So bewirkt das Sitali die Reinigung der eingeatmeten Luft in höherem Maße, als es bei normaler Einatmung durch die Nase geschieht – freilich zum besonderen hygienischen Zweck, wobei es die Kaki-Mudra ersetzt; im Falle des Bhastrika handelt es sich um ein regelrechtes »Sauerstoffbad« des ganzen Organismus, denn der bei der schnellen Ein- und Ausatmung gewonnene Sauerstoff wird, bevor er in der Lunge zum Kohlendioxyd geworden ist, sogleich durch die frische Portion ersetzt und so weiter, so daß praktisch nur die reine Luft dauernd in der Lunge bleibt, deren Sauerstoff dann in die Blutbahn gelangt – eine glänzende Möglichkeit, den Körper zu beleben und zu erfrischen. Der anschließend gemachte lange und tiefe Atemzug wirkt als Ausgleich, um die Übersättigung mit Sauerstoff zu vermeiden.
So kommen wir zur nächsten Gruppe der Atemübungen, die auf dem gegensätzlichen Prinzip aufgebaut sind, wobei gerade das Kohlendioxyd die entscheidende Rolle spielt. Da nach Feststellungen des Wiener Psychotherapeuten Dr. Strotzka die Hälfte aller in ärztlicher Behandlung stehenden Patienten und der Weltstatistik zufolge 10 Prozent der Weltbevölkerung an Neurose leiden, gewinnt diese indische Atemtechnik als Anti-Neurose faktor unsere besondere Beachtung. Wie schon erwähnt wurde, wird in den USA von Psychiatern ein besonderes Verfahren mit großem Erfolg angewandt, wonach der Neurotiker ein Gasgemisch von 70 Prozent Sauerstoff und 30 Prozent Kohlendioxyd für etwa 5 Minuten einatmet und nach 30–100 solcher Behandlungen von seiner Neurose geheilt wird. Nun ist diese ganze Prozedur überflüssig, wenn der Kranke es versteht, seinen Atem nach dieser indischen Methode anzuhalten und auf diese Weise allmählich den Kohlendioxydgehalt in der eingeatmeten und angehaltenen Luft beliebig zu steigern.

(2) Die zweite Gruppe der Atemübungen, die in der Hauptsache auf der Einatmung aufgebaut sind, andererseits aber die bereits erklärte Nervenreinigung bezwecken – wenn man unter dieser »Reinigung« eine Polarisation der Links- und Rechtsströmungen

und unter den »Nerven« die feinstofflichen Kanäle und in erster Linie die Ida-Nadi (linke Körper-, vielmehr Rückenmarkseite) und Pingala-Nadi (rechte Seite) versteht – umfaßt ebenfalls zwei Übungen, Suryabheda und Sahita, atemtechnisch gesehen die gleichen Atemübungen, mit dem einzigen Unterschied, daß die erste nur nach einer, die zweite nach beiden Richtungen gemacht wird.

Suryabheda

Es ist das »Durchdringen des Körpers vom Sonnenatem« (suryasvara). Nach der (Laya-)Yogalehre gibt es im Körper aller Lebewesen, wie wir wissen, den Mondatem (durch das linke Nasenloch) und den Sonnenatem (rechtes Nasenloch), wobei je einer dieser Atemströme alle zwei Stunden vorherrscht, vielmehr vorherrschen soll, wenn der Mensch gesund bleiben will. Deshalb heißt das erste Gebot eines Atemkundigen: seinen Körper und somit seine Atemströme in Einklang mit diesem kosmischen Rhythmus bringen. Da der Sonnenatem erwärmt und der Mondatem abkühlt, beginnt man mit dem Sonnenatem, um etwaige Erkältung, Schnupfen und dergl. zu vertreiben. Die Vorschrift lautet deshalb:

> »... Atme die Außenluft nach Vermögen durch das rechte Nasenloch (Surya-Nadi) ein.
> Halte den Atem mit großer Anstrengung an und mache dieses Kumbhaka so lange, bis dir der Schweiß von den Nägeln und Haaren ausbricht ... Atme daraufhin durch die Ida-Nadi mit festem und ununterbrochenem Impuls wieder aus.« (Gheranda-Samhita, V, 58–66)

Diese ziemlich heroische Maßnahme verbirgt jedoch ein Geheimnis: Wie der Leser sieht, umfaßt diese eigentlich aus drei Sätzen bestehende Beschreibung immerhin neun Strophen. Die beiden ersten Sätze sind mit 58 und 59, die letzte Strophe mit 66 markiert – und was besagen die dazwischen befindlichen sechs vollen Strophen, die überall bei der Schilderung dieser Atemart einfach weggelassen werden? Sie berichten über zehn verschiedene Formen der kosmischen Lebensenergie (prana), welche sämtliche Funktionen im ganzen Körper bewirken und durch das Suryabheda besonders angeregt werden. Deshalb lautet die ganze Strophe 66:

»Hole nun all diese mit der Surya-Einatmung verbundenen Vayus aus der Nabelwurzel heraus und atme daraufhin durch die Ida-Nadi mit festem und ununterbrochenem Impuls wieder aus.«

Dabei genügt uns zunächst der klare Hinweis auf die Einwirkung dieser Atemart auf den ganzen Körper und nicht nur auf dessen rechte (»Sonnen«-)Seite. Da nun andererseits in allen indischen Atemübungen stets von der linken Körperseite aus vorgegangen wird – nicht zuletzt, weil, wie die Experimente von Charles Lancelin u. a. einwandfrei erwiesen haben, die von der Sonne ausgestrahlte kosmische Lebensenergie durch die linke Seite des feinstofflichen Körpers absorbiert und durch die rechte auf den physischen Leib übertragen wird – drängt sich uns die Notwendigkeit auf, auch diese Atemübung von der linken Seite aus durchzuführen. Die Bezeichnung Suryabheda läßt sich viel besser als »Durchdringung des ganzen Körpers – und nicht etwa seiner rechten Seite allein – von der Sonnenenergie« erklären. So kommen wir logischerweise zur Lösung dieses Geheimnisses in der nächsten Atemart –

Sahita

Man atmet links ein, hält den Atem eine Weile an und atmet dann rechts aus; daraufhin atmet man umgekehrt – rechts ein und nach dem Atemanhalten wieder links aus, wie im Falle des Suryabheda. Daraus ersieht man, daß die erstere Art, nämlich Suryabheda, eigentlich überflüssig ist, da sie ja in der zweiten Atemübung (Sahita) enthalten ist. Aber der Kenner der Texte, vor allem des Gheranda-Samhita, wird sofort entgegenhalten: Dieses Sahita, wenn man von den es begleitenden Mantras und Meditationen absieht, ist doch dasselbe wie die »Nervenreinigung« (nadi-suddhi)! Ganz recht – deshalb macht man diese Atemübungen praktisch folgendermaßen:

1. Unter Berücksichtigung der Finger-Regel (rechtes Nasenloch stets mit dem Daumen, linkes mit dem kleinen und Ringfinger der rechten Hand zuhalten) atmet man zunächst einige (etwa sechs) Male langsam nur links ein und (ohne Atemanhalten) wieder links aus; dann ebenso sechsmal rechts ein und aus. Jeden Tag erhöht man die Zahl der Atemzüge, bis man diese Übung ganz beherrscht (etwa zwei Wochen).
2. Nach dieser ersten Vorübung – man soll mit den Atemübun-

gen sehr vorsichtig vorgehen – atmet man auf die gleiche Weise, ruhig und tief, aber möglichst unhörbar, links ein und rechts aus, daraufhin rechts ein und links aus, ebenfalls dieselben Finger benutzend und ohne Atemanhalten, ebensoviele Male, die Zahl der Übungen vorsichtig steigernd, etwa wiederum zwei Wochen lang.

Diese beiden Vorübungen – besonders die zweite – gehören zur »Stirnhöhlenreinigung« (kapala-bhati), wodurch die oft erwähnte »Nervenreinigung« restlos geklärt sein dürfte, denn unter »Stirnhöhle« versteht sich die Stelle oberhalb des Gaumens, wo die beiden Atemströme ihre Links- bzw. Rechtsrichtung jeweils wechseln. Nun folgt die Hauptübung (Sahita):
Man atmet links ein, ruhig und geräuschlos, mitten im Einatmen immer langsamer werdend, wodurch scheinbar am Schluß eine Atempause (mit Luft) eintritt – scheinbar, weil man andererseits das Gefühl hat, man könnte noch etwas Luft einziehen. Wenn ein leises Verlangen nach Ausatmung sich bemerkbar macht, atmet man rechts ruhig, aber ohne Verlangsamung, aus. Das nächste Mal ist die Reihenfolge umgekehrt – rechts einatmen, und zwar immer langsamer, links wieder ausatmen usw., immer abwechselnd. Das ist Sahita.
Diese von Patanjali angedeutete Originaltechnik ist vollkommen harmlos für das Herz: man braucht bei der Atmung nur seinen Pulsschlag zu beobachten – das Herz bleibt dabei ruhig. Das von den Indern scholastischerweise empfohlene Atemanhalten, selbst in Verbindung mit dem »richtigen« Rhythmus 1:4:2, greift das Herz sofort an – die Herzschläge werden entweder bedeutend langsamer (beim Atemanhalten) oder schneller (beim Ausatmen). Darüber hinaus bleibt die versprochene Wirkung dieser Atemübung – »die Ströme den ganzen Körper durchdringen fühlen«, (siehe Vivekanandas »Raja-Yoga«, Seite 29) – selbst nach jahrzehntelangem Üben aus. Dieser Umstand sowie die Tatsache, daß dieser sogenannte »Rhythmus« (1:4:2) gar kein Rhythmus ist und, jedenfalls in der Weise, wie es theoretisch empfohlen wird, nicht einmal ausführbar ist, läßt die Vermutung aufkommen, daß diese Vorschriften von denen stammen, die sie selber nicht ausprobiert haben. So findet man beispielsweise bei Swami Sivananda (siehe seine Werke »Raja-Yoga«, »Hatha-Yoga«, »Practical Lessons in Yoga« u. a. m.) die häufig vorkommende Behauptung:

»Schwerarbeitende Sadhakas (Übende) können 320mal Atemanhalten üben, viermal am Tage, bei 80 Atemanhalten jedesmal.«

In »Practical Lessons« (Seite 152) sagt er, das beste Verhältnis sei 20 Sekunden Einatmen, 80 Sekunden Anhalten und 40 Sekunden Ausatmen, und verschreibt für die höchste Klasse der Übenden insgesamt eine Stunde täglich Atemübungen. In seinem nur in der Hindi-Sprache erschienenen »Raja-Yoga« nennt er sogar das Verhältnis von 36:144:72 Sekunden als das höchste. Nun rechnen wir aus: 20 Sekunden + 80 Sekunden + 40 Sekunden ergeben 140 oder, multipliziert mit 320, gleich 44 800 Sekunden, oder 12,4 Stunden! Und das Verhältnis 36:144:72 ist, 320mal wiederholt, gleich 22,4 Stunden! Wir überlassen es freilich jedem Einzelnen, darüber zu entscheiden, ob er sich in diesem Sinne zu den »Schwer«- oder »Schwerstarbeitern« gesellen möchte. Es fragt sich nur, wo man dann Zeit für andere Übungen finden soll, vom Essen, Schlafen und Geldverdienen ganz zu schweigen. Dabei bleibt die Frage offen, ob man es verantworten kann, seinen Atem für 7 beziehungsweise 12,8 volle Stunden anzuhalten.

Man bedenke nur: In der eingeatmeten Luft befinden sich 79,03 Prozent Stickstoff, 20,94 Prozent Sauerstoff und etwa 0,03 Prozent Kohlensäure (Kohlendioxyd), wenn man andere »edle« Gase wie Argon usw. unberücksichtigt läßt. In der ausgeatmeten Luft findet man normalerweise etwa denselben Stickstoffgehalt (79,6 Prozent), außerdem noch 3,9 Prozent Kohlensäure und etwa 16,5 Prozent Sauerstoff. Was passiert nun, wenn man die eingeatmete Luft längere Zeit in der Lunge behält? Dieser Sauerstoffrest wird verbraucht: da der Stoffwechsel im Körper nicht aufhört und die Verbrennung im Gewebe weiter stattfindet, wird der restliche Sauerstoff zunächst zu Kohlendioxydgas.

An sich wäre es vielleicht nicht bedenklich, haben wir doch gesehen, daß die Einatmung von einem gewissen Quantum Kohlendioxyd in bestimmten Grenzen sogar eine wohltuende Wirkung auf unsere Nerven ausübt – davon dürfte unter anderem die den alten Weisen offenbar bekannte Tatsache der »Nervenreinigung« (vielmehr »Nervenheilung«) ihren Namen bekommen haben. Aber je länger die Luft auf diese Weise angehalten wird, um so schneller wird dieser Sauerstoffvorrat gering – und bei geringer Sauerstoffzufuhr entwickelt die Verbrennung das höchst gefährliche, ja sogar todbringende Kohlenoxydgas (CO). Die Wirkung ist etwa so, als würde man in einem vollgeschürten Ofen das Ausgangsrohr schließen oder im geschlosse-

nen Raum den Automotor laufen lassen. Dieser Vergleich ist keineswegs an den Haaren herbeigezogen, denn bereits der Kohlenoxydgehalt von nur 0,06 Prozent in der Luft verursacht Kopfschmerzen in weniger als einer Stunde und Bewußtlosigkeit in zwei Stunden – der »schwerarbeitende Sadhaka« setzt sich dieser Gefahr jedoch für sieben Stunden täglich aus.
Um so harmloser ist die zweite Variation dieser Atemübung, bei welcher man zuerst beispielsweise links einatmet, unmittelbar darauf rechts ausatmet und dann den Atem anhält – ohne Luft. Auch hier empfehle ich die Originaltechnik, wonach man normal einatmet und immer langsamer ausatmet, als wolle man mit dieser Ausatmung aufhören. Dadurch setzt die Pause ohne Luft von selbst ein.
Der Anfänger kann in beiden Variationen das Verhältnis vom Einatmen zum Ausatmen dadurch regeln, daß er eine Weile nach dem Prinzip 1 : 4 : 2 übt – lediglich um den anderen Rhythmen, wie etwa 1:1:1 oder 1:2:2, nicht zufällig zu verfallen. Ihm sei jedoch von vornherein gesagt, daß das Verhältnis 1:4:2 sich von selbst einstellt, wenn er seinen Atem bei den Übungen in keiner Weise zwingt. Auf keinen Fall sollte er die Zeiten 6:24:12 Sekunden übersteigen, zumal sich die Grenze zwischen dem Einatmen, Anhalten und Ausatmen bei der richtigen Technik (Atemverharren – nicht Atemanhalten!) gänzlich verwischt.

Die Atemübungen dieser zweiten Gruppe (eigentlich das Sahita allein, da das Suryabheda einen Teil desselben bildet), haben eine äußerst wohltuende Wirkung. Hier kann man drei Momente unterscheiden:

a) als »Nervenreinigung« – durch Regelung der beiden Atemströme erzielt man die richtige, normale Funktion derselben: die linke Seite des feinstofflichen Leibes absorbiert das Prana aus dem All, wieder die rechte vermittelt es dem physischen Körper. In diesem Sinne muß man die Ausdrucksweise der alten Texte verstehen, wonach bei der Seitenatmung das Prana durch die Ida-Nadi (linke Seite) beziehungsweise durch die Pingala-Nadi (rechte Seite) des feinstofflichen Leibes geführt wird. Darüber hinaus ist jede Vorstellung, man atme Prana ein oder aus, eine Verwechslung des Psychischen mit dem Physischen, eine – leider so übliche! – Materialisation des Geistes an Stelle der Vergeistigung der Materie, was unsere Aufgabe sein sollte.
Dasselbe gilt auch für solche Vorschriften wie die folgende:

»Habe die geistige Einstellung (bhavana), daß all die göttlichen Eigenschaften wie Mitleid, Liebe, Vergebung, Friede, Freude usw. mit der eingeatmeten Luft in deinen Körper hineingehen, und all die dämonischen Eigenschaften wie Lust, Zorn, Gier usw. mit der ausgeatmeten Luft hinausgeworfen werden.«

Liebe ist kein Dampf und Haß kein Auspuffgas, welche man »mit der ein- oder ausgeatmeten Luft« sich einverleiben oder sich dessen entledigen könnte, ebensowenig wie man Elektrizität oder Licht einatmen kann.

b) als physiologische Wirkung: so soll (und tatsächlich kann) Suryabheda Würmer vertreiben, den Schnupfen und andere Schleimhauterkrankungen beseitigen und – besonders in beiderseitiger Ausführung als Sahita – die Neurosen mildern oder ganz heilen, Rheuma und vielerlei Krankheiten kurieren, wie indische Ärzte behaupten.

c) als geistige Wirkung, vielmehr als Vorbereitung zu den geistigen Übungen der Konzentration und Meditation: das Sahita – übrigens in diesem Zusammenhang wohl auch Sukha Purvaka (»angenehme Vorübung«) genannt – leitet in seinen beiden Variationen die in den weiteren Atemübungen speziell betriebene Ausdehnung der Ein- bzw. der Ausatmung ein, wodurch der Zustand der Erhebung des Geistes (unmani) erreicht werden kann.

(3) Mit den Atemübungen der dritten Gruppe – zunächst hauptsächlich Einatmung (2 Übungen) und dann hauptsächlich Ausatmung (1 Übung) – beginnen die eigentlichen Pranayama-(Dehnungs-)Übungen, wobei nunmehr durch beide Nasenlöcher ein- und ausgeatmet wird. Dazu gehören Ujjayi (sprich: Udschai-i), Bhramari und Murccha (sprich: »Murtsch-ha«). Zuerst muß die Einatmung möglichst in die Länge gezogen werden. Dies besorgt

Ujjayi

Durch die uns bereits bekannte Zungenlage – leichtes Drükken der Zungenwurzel auf den weichen Gaumen (nabhomudra) – wird die Kehle etwas eingeengt, so daß ein leises Röcheln oder Schnarchen entsteht, wenn man dabei möglichst langsam einatmet. Man achte vor allem darauf, daß ein

ununterbrochener und zugleich auch schwacher Schnarchton von dem Übenden selbst – kaum von anderen – gehört wird. Dann hält man den Atem behaglich an und atmet langsam durch beide Nasenlöcher (oder durch das linke Nasenloch allein) wieder aus. Dies ist jedoch nur eine Vorübung, deren Zweck ist, den Übenden auf die Beobachtung seines Einatmungsvorganges vorzubereiten. Die Hauptübung besteht im folgenden:
Man versucht, anstatt die Kehle durch die Zunge einzuengen, die Einatmung dadurch zu verlängern, daß man in sich hineinsummt: man wählt einen Ton – nicht etwa eine Melodie – und zwar möglichst hoch, denn je tiefer der Summton, desto schwerer fällt es, ihn ohne Unterbrechung einzuhauchen. Man bedenke: dieses Summen muß unbedingt auf einer Höhe bleiben und nicht unterbrochen werden. Einem kurzen Atemanhalten folgt dann ruhiges Ausatmen.

Dieses Ujjayi – der Name (»besiegend«) deutet auf die Fähigkeit hin, die schlummernde Kundalini-Kraft im Körper (darüber wird später noch die Rede sein) unter Gewalt zu bekommen, sie zu »erwecken« – bildet den zweiten Teil des schon beschriebenen Bhastrika, besonders wenn wir uns auf die erste (Vorübungs-)Form des Ujjayi dabei beschränken. Ferner wird behauptet, daß Ujjayi die Wassersucht, vielmehr ihre Folgeerscheinungen, nach Gheranda die Schleimbildung und »die schrecklichen Nervenkrankheiten« verhüte – wohl aus demselben Grund, wie Sahita, wobei diesmal, durch ständige, wenn auch langsame Sauerstoffzufuhr während der überaus gedehnten Einatmung die Erstickungsgefahr ausbleibt und dieser Umstand Ujjayi hochwertiger erscheinen läßt.

Bhramari

War in der Ujjayi-Atemübung nur die Einatmung lang, bei kurzem (normalem) Anhalten und ebenso kurzem Ausatmen, so ist der nächste Schritt – langes Einatmen und langes Anhalten bei kurzem (normalem) Ausatmen - eine weitere Dehnung der Einatmung, die allmählich in eine Pause »mit Luft« übergeht. Dies geschieht am besten in Verbindung mit einer Konzentration auf ein Geräusch – außerhalb oder innerhalb des eigenen Körpers. Jeder von uns weiß, daß wenn man einem leisen Geräusch zu lauschen versucht, man seinen Atem unwillkürlich anhält. Zu diesem Zweck kann man ein beliebiges entferntes Geräusch oder das Rauschen einer großen Muschel wählen. Da die Hände bei dieser Übung frei sind, weil die Atmung durch beide Nasenlöcher geschieht, hält man sich eine größere Muschel direkt an ein Ohr und, indem man einatmet, versucht man, sich in dieses Rauschen zu vertiefen, als wolle man darin bestimmte Geräusche wahrnehmen.

Je tiefer man sich dabei konzentriert – diese Atemübung verhilft gerade zu dieser Konzentration und wird somit ein Übergang zur Konzentrationsstufe –, umso leichter und ungezwungener wird sich das Atemanhalten (Pause mit Luft) einstellen, ja man wird feststellen, daß die Konzentration auf dieses Rauschen eigentlich erst bei dieser Pause vollständig wird. Auf jeden Fall soll man vermeiden, das Atemanhalten künstlich durch Abschließen der Kehle hervorzurufen – lediglich das Einatmen muß immer langsamer werden, die Atempause setzt von selbst ein.

Nach anfänglichen Versuchen mit der Muschel kann man dazu übergehen, das Rauschen des Blutes in den Adern, besonders in der Aorta, wahrzunehmen, indem man zunächst beide Ohren mit den Fingern zudrückt und sich auf das Rauschen im (rechten) Ohr auf die oben beschriebene Weise konzentriert, später sogar ohne die Ohren zuzudrücken. Dies nennt sich das »Lauschen dem Anahata-Schall im Herzen« (vielmehr in der Aorta), eine kleine Wissenschaft für sich, welche man in den indischen Texten oftmals findet und bei welcher die Änderung der Geräusche vom entfernten Donnern bis zur leisesten Melodie einer Laute den Grad der Entwicklung in der Kunst des Laya-Yoga feststellen lassen soll.

Da wir uns im Augenblick mit dieser Atemübung vom atemtechnischen Standpunkt aus befassen, genügt es, daß das Lauschen auf solche Geräusche die Einatmung in eine Atempause (Atemverfahren – nicht Anhalten) umwandeln hilft. In dieser Beziehung erinnert diese Atemübung an die Sahita-Technik, mit dem Unterschied, daß hier durch beide Nasenlöcher geatmet wird. Im übrigen aber gilt für diese Atemübung (Bhramari oder »Bienensummen«) dasselbe, was über die Vorteile der Sahita (mit Ausnahme der Polarisation der Atemströme) und des Ujjayi gesagt wurde. Der einzig neue Faktor hierbei ist die Einleitung der Konzentrationsfähigkeit.

Murccha

Dies ist die letzte Atemübung dieser dritten Gruppe. Es ist, ähnlich wie die zweite Variation des Sahita, das Gegenteil des Bhramari. Man atmet normal ein und unmittelbar darauf möglichst langsam wieder aus, bis diese ständig verlangsamte Ausatmung in die Atempause ohne Luft übergeht. Die Bezeichnung Murccha (»Ohnmacht«) deutet auf eine betäubende Wirkung dieser Atemart auf den Menschen hin. Physiologisch erklärt sich die Wirkung dieser Übung, wie übrigens jeder anderen Atemübung, bei welcher die Atempause bzw. die Ausatmung länger als die Einatmung ist, dadurch, daß der bereits besprochene Verbrennungsprozeß bei geringer Sauerstoffzufuhr eine Erstickungsgefahr in sich birgt. Die Absorbierungsfähigkeit des Hämoglobins des Blutes in bezug auf das Kohlenoxydgas (CO) ist 200mal größer als bei der Absorbierung des Sauerstoffs, welcher dem Körper vorenthalten wird, was Asphyxie (Erstickung) zur Folge hat, deren erste Alarmstufe die Ohnmacht ist.

Es ist deshalb kaum zu empfehlen, diese Atemübung bis zu dieser Stufe fortzusetzen. Aber sie hat trotzdem einen unbestritten großen Wert: Wenn man ganz allmählich vorgeht und die Atempause nicht übertreibt, merkt man, wie das Bewußtsein quasi ausgeschaltet wird, so daß äußere Geräusche und ähnliche Störungen einen gar nicht mehr aus der Ruhe bringen. Ja, sie werden sogar nicht mehr empfunden, eine Tatsache, die eine große Hilfe bei der Meditation ist.

Diese Betäubung der Sinne läßt sich sogar bis zur völligen Trennung des feinstofflichen Körpers vom physischen Leib (»Austreten des Astralleibes«) führen, es muß jedoch davor gewarnt werden, diesen »Betäubungszustand« bis zum völligen, wenn auch nur kurzen Aufhören der Atmungstätigkeit, wie sie von vielen Hatha-Yogis geübt und gepriesen wird, fortzusetzen. Wenn dieser Zustand der Atmungslosigkeit und der damit verbundenen Unterbindung der Herztätigkeit länger als höchstens 6 Minuten dauert, tritt normalerweise der Tod ein, da die überaus feinen Gehirnzellen bereits nach dieser kurzen Zeit in Verwesung übergehen.

Wenn man jedoch diese Vorsicht walten läßt und weise das

Maß hält, bietet diese Murcha-Atemübung unbestreitbare Vorteile, da sie, im Gegensatz zum Bhramari, das die Spannung des Bewußtseins bewirkt, die Entspannung desselben und darüber hinaus auch des ganzen Körpers hervorruft. Ist doch unser Schlaf im Grunde genommen dasselbe Murcha in leichter Form, da die Ausatmung im Schlaf immer länger als die Einatmung ist, eine Regel, die man als ein wirksames Mittel gegen Schlaflosigkeit anwenden kann.

Aus demselben Grund erwähnt Patanjali diese Murcha-Atemübung als eine der Möglichkeiten, die Ruhe und Klarheit der Denksubstanz (citta-prasadana) zu erlangen:

> »Oder (es kann das Citta-Prasadana erreicht werden) durch vollständige Ausatmung und Atemanhalten.«
>
> (Yoga-Sutra, I, 34)

Im allgemeinen aber hält die Yoga-Lehre es für einen lebensvermindernden Faktor, wenn die Länge der Ausatmung die der Einatmung übersteigt – wohl aus den alten Weisen sicherlich bekannten physiologischen Erwägungen. Daraus ergibt sich die Notwendigkeit, die Atemübungen nach dem Prinzip der gleichen Dehnung der Ein- sowie der Ausatmung bei dem diese Dehnung nicht übersteigenden Atemanhalten (Pause mit oder ohne Luft) auszuführen. Wenn wir alle möglichen Kombinationen von kurzen bzw. langen Ein- oder Ausatmungen und Atemanhalten berücksichtigen, ergibt sich folgende Tabelle:

Einatmen	Anhalten	Ausatmen	Atemart	Wert
kurz	lang	kurz	Sahita 1	—
kurz	lang	lang	Sahita 2	—
lang	kurz	kurz	Ujjayi	+
lang	lang	kurz	Bhramari	+
kurz	kurz	lang	Murcha	— —
lang	kurz	lang	Talayukta	+
lang	lang	lang	Kevali 1	+ +
kurz	kurz	kurz	Kevali 2	+ +

Dabei ist die Minderwertigkeit mit Minus oder Doppelminus, die Vollwertigkeit mit Plus oder Doppelplus bezeichnet.

Aus dieser Tabelle geht die letzte und höchste Atemart – das sogenannte Kevali (»ausschließlich Atemanhalten«) – überzeugend hervor. Dieser Atemart geht noch eine Vorübung, das Talayukta (»mit Rhythmus verbunden«), der sogenannte Pendelatem, voran. Dadurch sind sämtliche Variationsmöglichkeiten der Atemtechnik erschöpft. Die in dieser Tabelle nicht enthaltenen Atemübungen wie Plavini, Suryabheda, Sitali und Bhastrika sind, einerseits (wie Plavini) als Grundprinzip in jeder Atmung vorhanden, andererseits (wie Suryabheda) bilden sie einen Teil der erwähnten oder sind letzten Endes vorwiegend Reinigungsübungen (wie Sitali und Bhastrika).

(4) Die vierte und letzte Gruppe der Atemtechnik besteht aus einer einzigen Übung, Kevali genannt, die schon dem Namen nach eine einzigartige, bis jetzt leider nirgends erklärte Technik verlangt. Was bedeutet dieser Name? »Kevala« heißt »einzig« (alles andere ausschließend) und wird gewöhnlich als »ausschließlich Atemanhalten« verstanden und auch so geübt, ist aber weit mehr als das.

Wir haben gesehen, daß das sogenannnte »Atemanhalten« in Wirklichkeit Atemverharren sein soll, so daß dieses Kevali vielmehr »ausschließliches Atemverharren«, sowohl beim Einatmen als auch beim Ausatmen, bedeutet. Daraus ergibt sich der doppelte Charakter des Kevali, was sich auch in der Praxis deutlich zeigt und zwei aufeinander folgende Stufen, Kevali 1 und Kevali 2, voraussetzt. Da nun diese von Patanjali als besonders wirkungsvoll unterstrichene »vierte Atemart« tatsächlich unentbehrlich für weitere Übungen in Konzentration und Meditation ist, wie noch gezeigt wird, erscheint das richtige Verständnis für ihre Ausführungen als eine unbedingte Voraussetzung für höhere Yogaübungen.

Der Leser wird jedoch überrascht sein zu erfahren, daß selbst die anerkannten Autoritäten auf dem Yoga-Gebiet sich über die von Patanjali empfohlene Handhabung dieser Atemübung nicht einig sind. So übersetzt Swami Vivekananda den 51. Aphorismus des II. Kapitels des Yoga-Sutra folgendermaßen:

> »Die vierte Atembewegung besteht im Zurückhalten des Prana durch Nachdenken über äußere oder innere Gegenstände.«

Swami Sivananda sagt aber:

> »Die vierte (Übung des Prananyama) geht über die inneren und äußeren Positionen hinweg.«

Und die theosophische Interpretation von W. Q. Judge, die sich teils auf die Übersetzung von M. A. Oppermann, teils auf die »Wissenschaft des Atmens« von Ramacharaka stützt, lautet:

> »Es gibt eine besondere Art der Regelung des Atems, die einerseits auf das in den letzten beiden Aphorismen Gesagte (d. h. Ausatmen, Einatmen und Atemanhalten, bestimmt durch Zeit, Ort und Zahl, kurz oder lang) Bezug hat, und andererseits auf die innere Sphäre des Atmens.«
> (»Die Yoga-Aphorismen des Patanjali«, S. 57)

Und dennoch ist die von Patanjali gegebene Anweisung bei richtigem Verständnis der inneren Zusammenhänge der Lehre klar und deutlich genug:

> »Die vierte Atemart ist diejenige, welche den Bereich der Aus- und Einatmung vor Augen hat.«
> (Sacharow, »Das große Geheimnis«, 169)

Die Technik ist demnach, die Beobachtung des Atemvorganges oder, wie es heißt, »den äußeren oder den inneren Bereich der Atmung vor Augen haben« – nicht mehr und nicht weniger. Diese Technik wurde bereits von Buddha erwähnt und bildet den Gegenstand der täglichen Praxis im Ashram von Sri Aurobindo Ghosh, sowie im Kriya-Yoga. Wie wird sie ausgeführt? Zunächst muß eine Vorübung gemacht werden, die diese Technik spontan einleitet. Diese Vorübung heißt

Tala-Yukta (»mit Rhythmus verbunden«)

Es ist nichts anderes als der sog. »Pendelatem«, wobei die Dauer der Einatmung und der Ausatmung genau die gleiche ist: man zählt innerlich beispielsweise bis drei beim Einatmen und ebenso bis drei beim Ausatmen. Man hilft sich dabei durch die Vorstellung eines pendelartigen Schwunges, welcher durch den Körper ein- und ausgeht. Obwohl die Länge des Schwunges an sich sekundäre Bedeutung hat und nur die Regelmäßigkeit (der Rhythmus) ausschlaggebend ist, versuche man, den Schwung allmählich in die Länge zu ziehen – also bis 4, dann bis 5 usw. – solange, bis schließlich der eine Schwung in den anderen übergeht und die Atmung »ununterbrochen« wird. Diese ununterbrochene Atmungsweise, bei welcher der Brustkorb als dauernd angespannt empfunden wird, ist bereits die erste Stufe des Kevali.

Kevali 1

Nun verstehen wir, was das »ausschließliche Atemverharren« (siehe oben) bedeuten soll: die Lunge verharrt im äußerst langsamen Einatmen, welches dann ohne Unterbrechung in das Ausatmen übergeht. Daraus folgt die praktische Handhabung dieser Übung – man versucht, die Grenzen zwischen Ein- und Ausatmung und umgekehrt zu verwischen oder, wie Sri Sankara in seinem Kommentar zum Vers 29, Kapitel IV der Gita es nennt: »Einatmung in der Ausatmung und Ausatmung in der Einatmung opfern«. Dies geschieht ohne jegliche Anstrengung, indem man den Atmungsvorgang beobachtet.
Dies ist das Kevali 1, oder der ununterbrochene Atem, welcher jede Konzentration begleitet und aus diesem Grunde von jedem Yoga-Schüler unbedingt beherrscht werden muß. Man stellt fest, daß man ein Konzentrationsobjekt nur bei diesem »ununterbrochenen Atem« in Gedanken festzuhalten vermag. Normalerweise ist es uns nur möglich, irgendeinen Gedanken höchstens 2–3 Sekunden durch unser Denkprinzip festzubinden, denn bereits nach dieser kurzen Zeitspanne zerfließt die festzuhaltende Gedankenform wie ein Stück Wachs im heißen Backofen. Wollen wir aber dieses Gebilde möglichst aufrechterhalten, so gibt es nur ein einziges Mittel, nämlich dabei möglichst langsam einzuatmen, eventuell den Atem fest anzuhalten. Auf jeden Fall verwischt sich die Grenze zwischen dem Einatmen und Ausatmen völlig, indem die Konzentrationsfähigkeit ihren Kulminationspunkt bei diesem scheinbar vollständigen Aufhören der Einatmung, und ihr Minimum am anderen »Ende«, nämlich an der ebenfalls verwischten Grenze zwischen der Ausatmung und neuer Einatmung hat. Deshalb ist das Kevali 1 die unbedingte Voraussetzung für Konzentration der Gedanken, oder, richtiger gesagt, des Denkprinzips, und alle bisherigen Atemübungen dienen nur diesem Zweck, den ununterbrochenen Atem zu erlernen. Dies jedoch ist noch nicht das Ende der Atemtechnik, denn es gibt eine noch höhere Atmungsart, den sogenannten unmerklichen Atem, welcher die überaus wichtigste Stufe des Yoga, die Meditation, ständig bewirkt und begleitet und als Kevali 2 bezeichnet wird.

Kevali 2

Diese Atemart kann man am trefflichsten als Entspannung des Atmungsvorganges, bedingt durch das Sinken des Brustkorbes, charakterisieren. Hat der Übende bei der vorherigen Atemart

(Kevali 1) das Gefühl einer unbegrenzten Erweiterung des ganzen Atemapparates während der Atmung gespürt, so empfindet er ein allmähliches Zusammensacken desselben, bis die Atmung fast aufhört, jedenfalls ganz unmerklich wird.

Dieser Zustand wird auf indisch Laya (»das Verstecken«) der Atmung genannt, im Gegensatz zum Ksaya (»das Versiegen«, »Untergang«), dem völligen Aufhören der Atmung, welches von manchen unverantwortlichen und diese Abtötung der Atmungstätigkeit nicht selber ausführenden Yogalehrern gelehrt wird und den wahren Sinn der Vorschrift Patanjalis – »Ruhe und Klarheit der Denksubstanz«, nicht Erstarren derselben, »herbeizuführen« – völlig verfälscht. Wenn der Körper des Yogi in den Upanishaden mit einem Wagen, die Sinne mit den Rossen und die Atmung mit den Zügeln verglichen werden, so sollte das Lenken der Rosse und das Fahren, nicht etwa ein Stillstehen der Rosse und des Wagens das Ziel der Fahrkunst (des Yoga) sein.

Wie erreicht man aber diese höchste aller Atmungsstufen? Sie entsteht, wie übrigens alles im Yoga, von selbst, sobald die vorhergehende Stufe, die ununterbrochene Atmung, den richtigen Schwung erreicht. Wenn die durch die ständige Einatmung bedingte Erweiterung der Lunge ihre maximale Grenze erreicht hat, entspannt sich der ganze Brustkorb, die Atmungsorgane »sacken zusammen«, bis man die Atmung nicht weiter merkt. Es kommt einem vor, als atme man überhaupt nicht mehr.

Dieser unmerkliche Atem ist, wie schon erwähnt, der ständige Begleiter der Meditation, welche nur bei diesem Atem (Kevali 2) entstehen und ihren höchsten Schwung erreichen kann. Jeglicher Versuch, die Meditation (oder gar Versenkung als ihren Gipfel) mit allen daraus entstehenden Erscheinungen und Kräften ohne diese Atemart herbeizuführen, muß unbedingt fehlschlagen.

Diese drei Atemübungen der letzten Gruppe – Tala-Yukta, Kevali 1 und Kevali 2 – werden eine nach der anderen geübt, können jedoch auch spontan entstehen. Tatsächlich braucht man mit der Zeit keine Vorübungen, ja keine weiteren Atemübungen mehr, um die letzte und wichtigste – den »unmerklichen Atem« – sofort durchzuführen. Aber man tut gut, zunächst mit Pendelatem anzufangen. Auf jeden Fall kann man sicher sein, daß das Kevali (1 und 2), soweit es sich um weitere Yogaübungen – Konzentration und Meditation – handelt, alle Atemübungen ersetzt und erfüllt.

Aber auch das Tala-Yukta hat viele Vorteile: es beruhigt die Nerven im höchsten Maße und es gibt praktisch keine andere

Atemübung, ja keine andere Übung überhaupt, die in der gleichen Wirkung auch annähernd an diesen Pendelatem heranreicht. Zweitens: durch Beruhigung der Gesichtsnerven, die bei dem zivilisierten Menschen infolge der täglichen Sorgen und der Einspannung in den Kampf ums Dasein immer mehr oder weniger angespannt sind und dem Gesicht einen typischen Ausdruck verleihen, werden auch die Gesichtsmuskeln entspannt. Der Gesamtausdruck gewinnt dadurch an ruhiger Gelassenheit und Harmonie, wird mit einem Wort »schöner«. Wir alle kennen die wunderbare Ausgeglichenheit, fast Seligkeit der »Maske einer Unbekannten«, die in der Seine ertrunken sein soll: im Tode entspannen sich sämtliche Gesichtsmuskeln, und so erklärt sich dieses Phänomen der Ausgeglichenheit auch bei den Lebenden, die diesen Pendelatem ständig, ja unbegrenzt üben. Drittens – und dies ist auch nicht mit anderen Mitteln zu erreichen –, die Stimme wird klarer und höher. Besonders bei Männern bleibt sie selbst nach dem Stimmwechsel in der Regel etwas höher.

V. Pratyahara (das Nicht-Verbinden der Sinne mit der Außenwelt)

Was ist nun die Folge dieser Atemtechnik? Wir haben gesehen, daß sich jede weitere Stufe im Yoga aus der vorhergehenden organisch entwickelt: so war Niyama eine Erweiterung des Läuterungsprinzips des Yama, von der rein-geistigen Ebene auf das physische Alltagsleben, wodurch eine hygienische Grundlage geschaffen und ein Weg für eine weitgehende Gesundung des Körpers geebnet wurde. Die Asana-Stufe war deshalb nur eine logische Schlußfolgerung. Nach Regelung der körperlichen Gesundheit mußte derselbe Vorgang auch mit der »Seele« (dem feinstofflichen Körper) vorgenommen werden. Dies besorgten die Atemübungen des Pranayama. Nun drängt sich die Notwendigkeit auf, auch den Geist (auf indisch Manas) durch Yoga zu schärfen, wozu die darauffolgenden drei Stufen (Pratyahara, Dharana und Dhyana) dienen. Zum Schluß bleibt dann noch die letzte Stufe – Samadhi (Ekstase) –, welche das einzige hohe Ziel verfolgt, den Menschen durch Erkenntnis der Wahrheit aus den Banden der Materie zu erlösen.

Wir wenden uns zunächst der ersten dieser weiteren Stufen, dem Pratyahara zu. Da sie den Atemübungen unmittelbar folgt, muß sie als Resultat derselben angesehen werden. Zwar behaupten viele Yoga-Werke, daß das Resultat der Atemübungen, die »Erweckung der Gottheit Kundalini aus ihrem Schlummer«, im Zentrum des Steißbeins spürbar sein soll. Aber abgesehen davon, daß dies eine mystische Allegorie – jedenfalls keine »aufgespeicherte Sexualkraft« – wie viele irrtümlicherweise glauben – ist, findet diese »Erweckung«, wenn auch teilweise, bereits durch Asanas statt.

Wie dem auch sei, der »klassische« Yogatext Patanjalis erwähnt dies mit keinem einzigen Wort. Nach ihm ist die Folge der Atemübungen, und zwar hauptsächlich der vierten (Kevali) Art, »das Schwinden der das Licht der Erkenntnis verhüllenden Schirmwand und die Konzentrationsfähigkeit des Denkprinzips«. Und das Pratyahara selbst definiert er als

> »das Nicht-Verbinden der Sinne mit den Objekten ihres Bereiches und die Angleichung an die Gestalt der Denksubstanz (Citta)«.

Demnach muß dieses »Nicht-Verbinden der Sinne« unabhängig von der Atemtechnik, die diese Stufe passiv herbeiführt, auch aktiv geübt werden, nämlich als ein besonderes Training der Denksubstanz. Nach der indischen Lehre streckt die Denksubstanz bei jeder Wahrnehmung quasi ihre Fühler durch die Sinne aus, die sich den Objekten angleichen. Das Zurückziehen derselben, etwa wie eine Schnecke oder eine Schildkröte ihre Glieder wieder einzieht, ist der Sinn des Pratyahara. Aber wie soll man es üben?

Diese Frage bereitet vielen ein Kopfzerbrechen, da sie nirgends praktisch erörtert wird. Nur bei Vivekananda findet man das »Freilassen« der Gedanken als eine wirksame Vorübung, aber selbst er läßt die Frage über die Hauptübung – »wie ist das zu machen?« – offen. Untersuchen wir deshalb, wie wir dies schon mehrmals gemacht haben, das Wort pratyahara selbst. Es stammt vom Verbum prati + a + har. Während prati einerseits »zurück«, andererseits aber »hinzu« bedeutet, heißt die Verbindung a + har sowohl »herreichen« wie »wegnehmen«! Diese widersprechende Bedeutung scheint den Sinn des Ganzen eher zu verwirren, aber gerade darin verbirgt sich das Geheimnis: »Darreichen der Sinne, um sie wegzunehmen«. Nicht umsonst heißt dieses Verbum unter anderem auch »fortsetzen«, und das Substantiv Pratyahara, außer »Zurückziehung«, auch (in der Grammatik) »Zusammenfassung einer ganzen Reihe von Lauten oder Suffixen in eine einzige geschlossene Silbe«. Das ist die Lösung des Problems.

Machen wir eine Probe aufs Exempel und schauen wir auf irgend einen Gegenstand. Wir stellen dabei fest, daß wir nur so lange an diesen Gegenstand zu denken vermögen, bis unser Blick darauf gerichtet bleibt. Kaum rutscht unser Blick weg, als auch unsere Gedankenkonzentration unterbrochen wird. Auch der Blick läßt sich nicht lange an einem Punkt festhalten. Daraus entstand seit alters her die sog. Trataka-Übung – das Fixieren eines Gegenstandes mit dem Blick – die darin besteht, daß man eine nach der anderen alle Einzelheiten des Gegenstandes (wie z. B. ein Bild u. ä.) gerade so lange betrachtet, bis der Blick noch nicht wegrutscht: ein Versuch in diesem Sinne bestätigt die Eigenschaft dieser Übung – die Ausnutzung des Wanderns des Blickes, gerade um dieses Wandern desselben und der Gedanken zu unterbinden. Dies geht klar aus der Ethymologie des Wortes Trataka als »rettendes« (tra) »Herumschweifen« (ataka) des Blickes hervor und gibt den Sinn des Pratyahara wieder. Dieses Trataka wird folgendermaßen geübt:

Trataka-Übung

Man setzt sich vor ein Bild und versucht, einige Sekunden den Blick auf einen Punkt festzurichten. Man vermeide vor allem das starre, minutenlange Fixieren eines Punktes, was von vielen Fanatikern in völliger Verkennung der richtigen Technik empfohlen und geübt wird, sondern man verweile bei einer Einzelheit des Bildes gerade so lange, bis man die damit verbundenen Gedanken festzuhalten und keinen anderen Gedanken zuzulassen vermag – dann gehe man zur nächsten Einzelheit über usw., wieder von vorne, möglichst in derselben Reihenfolge.

Auf diese Weise lernt man das ununterbrochene Fortsetzen (siehe oben die Bedeutung von pratya + har) des Blickes und des Bewußtseins. Zwei Vorübungen sind dabei besonders zu empfehlen:

Vorübung 1:

Im Sitzen (nicht im Liegen) entspanne man den Körper soweit wie möglich und gestatte den eigenen Gedanken freien Lauf. Man wird dabei überrascht sein, völlig unerwartete unzusammenhängende, ja sogar abscheuliche Gedanken zu erleben und wird ab und zu unwillkürlich versuchen, diese Gedankengänge zu unterdrücken oder zu unterbrechen. Man vermeide jedoch um jeden Preis jegliche Unterbrechung, denn der Sinn der Übung ist eine fließende Fortsetzung, nicht Korrektur oder Regelung der Gedankenreihe. Wie ein Radfahrer gerade dorthin steuert, wo er hinzufallen beginnt und somit sein Fahrzeug wieder aufrichtet und durch wiederholtes Üben schließlich vollkommen gradlinig zu fahren vermag, so muß ein Pratyahara-Schüler seine Gedanken lenken lernen.

Vorübung 2:

Nachdem die Gedanken während der ersten Vorübung den Schüler nicht mehr erschüttern noch zur Unterbrechung zwingen, beginne man die zweite Vorübung. Man versucht, einen bekannten Weg in Gedanken zurückzulegen, indem man, ohne die Einzelheiten des Weges zu überspringen, Schritt für Schritt, ja sogar ebenso lange wie beim wirklichen Gehen mit Bewußtsein bei allem verbleibt, was sonst das Bewußtsein auf diesem Gebiet beschäftigen mag. Dabei entdeckt man bereits nach wenigen Augenblicken, daß man von dem eigentlichen Weg abirrt und in Gedanken einen anderen Weg einschlägt. Nun darf man die Gedanken nicht zurück, in den alten Weg zwingen, sondern man muß diese neue Gedankenrichtung weiter verfolgen. Allmählich wird man imstande sein, die einmal gewählte Richtung ohne jegliches Abirren von Anfang bis Ende mit Bewußtsein zu verfolgen. Man vergesse aber nicht, daß die Übung etwa so lange dauern soll, wie der wirkliche Weg beim Gehen.

Nach dieser zweiten Vorübung geht man dazu über, die Trataka-Übung nunmehr auch in Gedanken zu machen. Man stellt sich (mit geschlossenen Augen) eine nach der anderen alle Einzelheiten des Bildes in einer bestimmten Reihenfolge vor, ist aber vor allem bemüht, dieses »Umherschweifen« der Betrachtung durch keinen noch so kurzen anderen Gedanken zu unterbrechen. Diese Übung – wir können sie als Trataka 2 bezeichnen – heißt Sambhavi-Mudra und gehört bereits der nächsten Yoga-Stufe, der Konzentration (Dharana) an. Soweit die aktive Pratyahara-Übung.
Kommen wir zurück zur passiven Entziehung der Sinne durch Übung im Kevali. Einen überaus wertvollen Beitrag zur Lösung des Problemes des Pratyahara leistete der Yogi Paramhansa Yogananda, indem er u. a. erklärte:
»Beobachtung des Atmungsvorganges stillt und beruhigt das Herz. Unruhiges und sorgenvolles Gemüt beschleunigt den Puls-

schlag, während das ruhige Gemüt ihn besänftigt. Auch die heftige Atmung beschleunigt die Herztätigkeit, die durch ruhige Atmung wieder beruhigt wird.
Durch Beobachtung der Atmung wird sowohl die Herztätigkeit als auch das Denken ruhig. Ruhiges Denken und ruhiges Atmen wiederum besänftigt und verlangsamt die Bewegung des Herzens, des Zwerchfells und der Lungen. Sobald die Bewegung gleichzeitig 1) den Muskeln durch Entspannung und Ausatmung und 2) den inneren Organen wie Herz, Lunge, Zwerchfell usw. entzogen ist, begibt sich die Lebensenergie, welche aufgebraucht wird, um in 24 Stunden 18 Tonnen Blut in die Adern aufzupumpen, zum Rückgrat und wird über Milliarden von Körperzellen verteilt. Diese Energie elektrisiert diese Zellen und verhindert somit ihren Zerfall, indem sie dieselben in selbständige Trockenbatterien verwandelt. In einem solchen Fall brauchen die Zellen weder Sauerstoff noch Nahrungsstoffe, um ihr Leben aufrecht zu erhalten. In diesem Zustand brauchen die so belebten Zellen ihren Zerfall nicht zu ersetzen, denn wenn der Zerfall von den äußeren und inneren Organen beseitigt ist, wird das venöse Blut nicht unrein und braucht nicht zum Herzen und von dort in die Lunge zwecks Reinigung durch den eingeatmeten Sauerstoff gepumpt zu werden. Dieser Zustand (wenn diese Bildung und Ansammlung des venösen Blutes im Organismus durch Unterbindung der äußeren und inneren Bewegung durch Beobachtung des Atmungsvorganges verhindert wird) beseitigt folgende zwei Dinge:

1. die Lebensnotwendigkeit der Atmung,
2. die Notwendigkeit der Herztätigkeit.

Diese Praxis:

a) lehrt die Körperzellen in das kosmische Bewußtsein einschalten,
b) zerstört die sklavenmäßige Abhängigkeit des Körpers von der Atmung,
c) beseitigt den Zerfall der äußeren und inneren Organe,
d) macht den Herzschlag und die Atmung unnötig und gewährt dem Körper Langlebigkeit, wenn man in ihm länger zu weilen beabsichtigt,
e) die Beruhigung des Herzens schaltet die Energie der fünf Sinnestelefonzellen des Gefühls, der Geruches, des Geschmacks, des Gehörs und des Gesichts aus, weil das Herz das

zweite Schaltbrett ist (die Medulla ist das Hauptschaltbrett). Wenn Lebensenergie und Bewußtsein den fünf Sinnestelefonzellen entzogen sind, kann die Wahrnehmung des Gesichts, des Gehörs usw. das Gehirn durch die Nervendrähte nicht mehr erreichen. Wenn aber die Registrierung der Sinnesempfindungen im Gehirn aufhört, bleibt die Vorstellung und die dadurch bedingte Ideenbildung ebenfalls aus. Dann sind Bewußtsein oder Aufmerksamkeit frei, um irgendein bestimmtes Objekt zu betrachten oder Gott zu schauen.

Dies ist eine wissenschaftliche Methode der Konzentration und Meditation. Sie lehrt die Abschaltung der Nervenströme von den Nerventelefonen der Sinne und zeigt, wie man das Bewußtsein und die Lebensenergie den fünf Sinnestelefonen entzieht, so daß die Empfindungen durch sie unmöglich gehen können. Es ist eine bessere Methode als der Versuch, zu meditieren, indem man lediglich die Denkfähigkeit benutzt, denn diese Methode besteht in der Abschaltung nicht nur des Denkens, sondern auch der Lebensenergien von den fünf Sinnestelefonen, welche die Aufmerksamkeit ablenken.«

Deshalb sagt Patanjali:

> »Daher (d. h. von Pratyahara) rührt die höchste Beherrschung der Sinnesorgane.«

Diese Beherrschung der Sinnesorgane dürfte kaum mit den oben erwähnten Denkübungen allein zustande kommen.

VI. *Dharana* (Konzentration)

Die sechste Yoga-Stufe heißt Dharana (Konzentration). Vieles ist bereits in anderen Yoga-Büchern über diese wichtige Praxis sowie über die nächst-folgende Stufe (Meditation) geschrieben worden, ohne jedoch die ursprüngliche Bedeutung und den wahren Sinn dieser beiden zu enthüllen, zumal die Urtexte in der Regel in einer aphoristischen Kürze gehalten sind und die praktischen Anweisungen vom Meister direkt dem Schüler übermittelt werden. Wir werden deshalb gut tun, diese kurzen theoretischen Richtlinien einer genaueren Untersuchung zu unterziehen.
Da die Begriffe »Konzentration« und »Meditation« selbst von denjenigen, die andere zu belehren versuchen, häufig verwechselt

werden, müssen wir uns zunächst mit dem Originalwort dharana befassen. Es ist bezeichnend, daß ungleich der abendländischen Literatur und den meisten Übersetzungen, die Originaltexte sich nur selten des Ausdrucks »Dharana« (Konzentration), sondern fast ausschließlich des Wortes »Dhyana« (Meditation) bedienen. Allein dieser Umstand genügt, um überall in den Übersetzungen die Worte »konzentriere dich« durch »meditiere (oder denke) über« usw. zu ersetzen, was, wie wir weiter sehen werden, ein wesentlicher Unterschied ist.

Was ist also unter dem Begriff »Konzentration« zu verstehen? Die Definition Patanjalis ist, wie immer, schlicht und eindeutig.

> »Konzentration (dharana) ist Festbindung (bandha) der Denksubstanz (citta) an eine Stelle.« (Yoga-Sutra III, 1)

Demnach gibt es, erstens, keine »Konzentration der Gedanken«, wie man gewöhnlich zu sagen pflegt, sondern der Denksubstanz (citta). Dies ist zugleich das Grundprinzip und die Hauptpraxis des ganzen Yoga, welcher, wie der einleitende Lehrsatz Patanjalis besagt, »das Nicht-Entstehen der Wellen (d. h. Gedanken) im See des Denkens (citta)« ist (Y. S. I, 2). Zweitens, – und dies enthüllt das eigentliche Geheimnis der praktischen Ausführung – ist dharana dem Begriff bandha (»Verschluß«) gleichgesetzt. Und bandha ist eine Kombination von einer Körperstellung mit Konzentration und Atemanhalten. Deshalb lautet bei jeder der fünf Dharana-Mudras (Konzentrationsübungen) immer die gleiche Formel:

> ». . . Das Prana (Atmen) und das citta (Bewußtsein) auflösend, verharre für 5 ghatikas (d. h. zwei Stunden).«

Das Geheimnis jeder Konzentration ist somit das Verharren (»dharana«) der Atmung und des Bewußtseins bei dem Objekt der Konzentration. Aber selbst wenn man, wie schon wiederholt unterstrichen wurde, dieses Verharren nicht etwa als völliges Aufhören, sondern als eine unmerkliche Tätigkeit auffaßt, dürfte es jedem von uns als ein Ding der Unmöglichkeit erscheinen, das Denken bzw. das Atmen für volle zwei Stunden unmerklich zu machen. Kann man vielleicht, statt 2 Stunden an einem Tag, entsprechend einige Minuten mehrere Tage hintereinander dieses Denk- und Atmungsverharren üben? Nein, denn hier gilt dasselbe Gesetz wie bei jeder materiellen Kraft, wobei die Leistung proportional dem Quadrat der Energie (hier Anstrengung) ist. Praktisch heißt es: wenn man, statt 2 Stunden, nur die Hälfte dieser Anstrengung zustande bringt, also nur eine Stunde zu üben vermag, ist die Leistung gleich einem Viertel der ursprünglichen. Da ferner das Verharren des Denkens höchstens – jedenfalls im Falle eines Anfängers – einige Sekunden aufrechterhalten werden kann, verringert sich also die Konzentrationsleistung nach der Formel

$$d=\left(\frac{120}{t}\right)^2,$$

wobei t die Übungsdauer und d die notwendige Zahl der Tage ist.

Demnach muß eine tägliche Konzentration von, sagen wir 5, Minuten (d. h. $1/_{24}$ von 120 Minuten) also $24^2 = 576$ Tage lang wiederholt werden, um denselben Effekt wie bei zweistündiger einmaliger Konzentration zu erreichen! Daraus ersieht man, daß die richtige Konzentration des Bewußtseins keine leichte Sache ist.
Nun entsteht die Frage, wie das Bewußtsein und die Atmung zum Verharren gebracht werden sollen?
Hier hilft uns der berühmte und oft zitierte, obwohl bis jetzt nirgends ausführlich erklärte Vers aus der Mundaka-Upanishad:

> »Den Bogen, der Upanishaden große Waffe, ergriffen habend,
> Leg' auf den Pfeil, durch Hingabe geschärft;
> Den Bogen mit dem aufs Gefühl gerichteten Bewußtsein spannend,
> Erkenne dies, o Freund, als unvergänglich Ziel.«
>
> (Mundaka-Up., II, 2, 3)

Der »Bogen« ist die Konzentrationsfähigkeit, der »Pfeil« ist unser Geist und das »Ziel« das Objekt der Konzentration. Zunächst muß der »Pfeil« durch »Hingabe« (wachsendes Zuspitzen der Aufmerksamkeit) »geschärft« werden. Dies erreicht man durch Übung im Trataka, wodurch die entsprechende Gemütsverfassung (bhava oder »Gefühl«), welche auf das Konzentrationsobjekt gerichtet ist, hervorgerufen wird. Nun kommt die eigentliche Konzentration (»Spannen des Bogens«).
Aus diesem Text geht eindeutig hervor, daß das Bewußtsein während der Konzentration auf das Gefühl des Objekts, nicht etwa auf seine Form, Bedeutung, Idee und dergl., gerichtet werden muß. Solche Ratschläge, wie z. B. folgende:

> »Schließe Deine Augen. Was geschieht, wenn Du Dich auf einen Apfel konzentrierst? Du kannst über seine Farbe, Form,

Größe, verschiedene Teile wie Schale, Mark, Kerne usw. nachdenken, über die Gegenden wie Australien oder Kaschmir, aus welchen er importiert wird, über seinen sauren oder süßen Geschmack« . . . usw. usw. (»Kundalini-Yoga«, S. 273)

sind bei all ihrer scheinbaren Leichtigkeit kaum nützlich, denn solche Betrachtungen sind weder Konzentration (dharana), noch Meditation (dhyana) im Sinne des Yoga, sondern höchstens ein ermüdend wirkender Zeitvertreib. Demgegenüber findet man im Urquell, im Yoga-Sutra von Patanjali, einen klaren Hinweis auf die Technik der Konzentration. Zunächst unterstreicht er, daß die Zerstreutheit des Denkprinzips, als Hindernis zur Konzentration, durch Übung (der Konzentration) auf e i n Objekt vertrieben wird (Y. S. I, 32). Und als erste Übung der Konzentration empfiehlt er:

»(Konzentration auf) Sinneswahrnehmungen, die der Funktion (der Sinnesorgane) entstammen, bewirken das Verweilen des Denkprinzips (bei dem Objekt der Konzentration)«. (Y. S. I. 35)

Dieses Verweilen (sthiti) des Denkprinzips (manas) bei der Sinneswahrnehmung ist die Lösung des Problems der Konzentration (»dharana«), welches das Behalten des Denkens bei einem Ding, das »Festbinden der Aufmerksamkeit an eine Stelle« bedeutet (s. oben) und sich mit der Pratyahara-Technik vollkommen deckt. Denn die im Trataka gewonnene Fähigkeit des ununterbrochenen Fortsetzens der Betrachtung muß nunmehr, da sie auf einen Punkt gerichtet wird und andererseits nicht stehenbleiben kann, nach dem Innern des Objekts geführt werden. So entsteht aus ursprünglichem Umherwandern des Denkens eine, ähnlich der Rillen einer Grammophonplatte, zum Zentrum des Objekts gerichtete Bewegung (»Kon-ZENTR-ation«).

Wie wird sie denn geübt? Es gibt 5 Sinnesorgane und demnach auch fünf Übungen der Konzentration:

(1) auf das Gefühl des Riechens (Nasenspitze)

(2) auf das Gefühl des Schmeckens (Zungenspitze)

(3) auf das Gefühl des Fühlens (Zungenmitte)

(4) auf das Gefühl des Hörens (Zungenwurzel)

und (5) auf das Gefühl des Sehens (weicher Gaumen).

(Dies ist die Reihenfolge, in welcher die Schwierigkeit steigt). Man braucht nicht alle 5 Dharanas nacheinander zu üben, um die »Stetigkeit des Denkprinzips« (Konzentrationsfähigkeit) zu erlangen, aber es ist unbedingt ratsam, mindestens eine dieser Übungen durchzunehmen und zum Erfolg zu bringen. Und der Erfolg ist eine merkwürdige psychische Wahrnehmung, eine Erweiterung des jeweiligen Wahrnehmungsvermögens des gewählten Sinnesorgans. Wir machen eine Probe und versuchen die 1. Übung:

Konzentration auf das Gefühl des Riechens (in der Nasenspitze)

1) *Sitz:* In einer der beherrschten Sitzstellungen (nicht im Liegen).
2) *Atmung:* Kevali 1 (ununterbrochener Atem), der übrigens von selbst einsetzt und immer mehr in eine Pause mit Luft übergeht.
3) *Technik:* Mit geschlossenen Augen versucht man, sich in das Gefühl der Nasenspitze zu vertiefen, als erwarte man augenblicklich einen Duft wahrzunehmen. Dabei steigert sich das ursprünglich leichte Gefühl (Empfinden) der Nasenspitze allmählich zu einem immer stärker, fast schmerzhaft werdenden Kribbeln. In dieses Kribbeln versuche man, sich möglichst zu vertiefen.
4) *Dauer:* Nicht weniger als 10 und nicht mehr als 15 Minuten, ohne Unterbrechung und täglich (ohne einen einzigen Tag auszusetzen).
5) *Zeit:* Am besten morgens, jedoch nicht unmittelbar nach dem Erwachen, etwa eine halbe Stunde nach dem Frühstück. Auch nicht vor dem Einschlafen oder wenn man bereits müde oder schläfrig ist. Nicht unmittelbar nach dem Essen.

Nach einigen Tagen (etwa 1–3 Wochen) dieser ununterbrochenen Übung der Konzentration kommt plötzlich wie ein Blitz aus heiterem Himmel ein höchst angenehmer Duft, welcher sich auf keine bekannten Ursachen oder auf Gegenstände aus der Umgebung zurückführen läßt. Er währt nur einen Bruchteil der Sekunde, um sofort wieder zu schwinden, genügt jedoch, um den Übenden in eine ekstatische Freude zu versetzen. Am nächsten Tage, oder sogar mehrere Tage danach, bleibt dieses wunderbare Phänomen aus, kommt jedoch nach fortgesetztem Üben in immer kürzeren Abständen wieder und läßt sich schließlich am gleichen Tage nach wenigen Sekunden hevorzaubern, wird mit der Zeit intensiver und bleibt länger, ja sogar beliebig lange.
Dies kennzeichnet die erste Stufe der Entwicklung. Nach weiterem beharrlichem Üben läßt sich der Charakter des Duftes auf

Wunsch ändern (zweite Stufe) und auf der dritten Stufe vermag der Übende, den Geruch auf weite Entfernung festzustellen. Dies ist bereits ein richtiges Hellriechen – keine Halluzination bzw. Autosuggestion, wie die beiden ersten Stufen vielleicht empfunden werden mögen. Es ist belanglos, wie der Duft erscheinen mag – immer ist es der erste Beweis der Richtigkeit der Yoga-Lehre über die feinstoffliche Materie, die auf diese Weise einwandfrei wahrgenommen wird. Es muß jedoch täglich (einmal am Tage genügt vollkommen) ohne einzige Ausnahme geübt werden; wird ein einziger Tag ausgesetzt, reißt der Faden der Konzentration ab und man wird wieder alles von vorne anfangen müssen. Auch bei Vernachlässigung dieser Fähigkeit geht sie verloren und muß deshalb ständig gepflegt weden. Aber selbst nach gänzlicher Aufgabe dieser Übung bleibt eine erhöhte Wahrnehmbarkeit aller Gerüche erhalten.
Mit den anderen Sinneswahrnehmungen geht man genau so vor, wie in dieser ersten Konzentrationsübung mit dem »göttlichen« Geruch (so heißt diese Übung auf indisch). Bei dem »göttlichen« Gechmack erlangt man sogar, neben dem beliebigen Geschmack (auf der 3. Stufe), auch ein Sättigungsgefühl und bei der Gefühlswahrnehmung (3. Übung) empfindet man einen Zustand der Wonne, wie sie nur in seltensten Augenblicken der wahren Liebe oder beim hohen Kunstgenuß annähernd empfunden wird.
In der Beherrschung der beiden letzten Übungen – des Hellhörens (Zungenwurzel oder Mandeln) und des Hellsehens (weicher Gaumen oder Zäpfchen) – werden zunächst Töne, Melodien, später sogar Symphonien und Chöre auf Wunsch und schließlich radioähnliche Schallübertragungen, beziehungsweise Bruchstücke von Bildern, Farben und Landschaften, dann gedachte und gewünschte Bilder und zum Schluß sogar wahre Bilder und Begebenheiten unabhängig von Raum und Zeit empfangen. Dennoch empfiehlt es sich, für diese höheren Fähigkeiten sich einer höheren und komplizierteren Technik zu bedienen.
Der Zweck dieser Konzentrationsübungen ist lediglich Entwicklung der Konzentrationsfähigkeit, Stärkung des Willens und des Erinnerungsvermögens. Der höheren Entwicklung dienen auch höhere Stufen des Yoga.

VII. *Dhyana (Meditation)*

Die siebente Stufe im Yoga ist Dhyana (Meditation). Darüber gibt Patanjali so gut wie keine Einzelheiten. Der aufmerksame

Leser vermag jedoch bereits in seiner Definition dieser Stufe das tiefe Geheimnis zu erblicken, denn das Dhyana heißt in Patanjalis Worten

> ... »Ausdehnung des auf die eine Stelle gerichteten Denkens (pratyaya)«. (Y. S. III. 2)

Hier übersetze ich das Wort pratyaya als »Denken«, obwohl die übliche Übersetzung dieses Wort als »Vorstellung«, »Begriff« oder »Idee« wiedergibt, und zwar aus folgendem Grund: das Wort pratyaya stammt von der Verbalwurzel prati + i, welches »hingehen zu« bedeutet. Dies wird noch durch das Wort tatra (»dort*hin*«, nicht einfach »dort«), d. h. »in dieser Richtung« (Stelle der Konzentration) verstärkt. Das Ganze heißt demnach: Bewegung des Denkprinzips in Richtung des Konzentrationsobjekts, also etwas Kinetisches und könnte kaum durch statische Gebilde wie »Begriff«, »Vorstellung« oder »Idee« richtig wiedergegeben werden. Diese Bewegung des Denkens ist nämlich das Geheimnis des Dhyana, im Gegensatz zum Verharren des Bewußtseins (und der Atmung) bei dem Objekt der Konzentration im Dharana.
Wir haben aber eine ähnliche Bewegung des Denkprinzips, hervorgerufen durch das Herumschweifen des Blickes, bei der Trataka-Übung auf der fünften Yoga-Stufe (pratyahara) schon erlebt. Ist nun die Meditation eine Wiederholung oder Erweiterung des Trataka, wie übrigens aus Darlegungen vieler indischer Autoren hervorzugehen scheint? Nein, sonst wäre ja eine dieser Stufen überflüssig. In Wirklichkeit ist die Meditation grundsätzlich verschieden sowohl vom Trataka als auch von der Konzentration. Am besten verstehen wir den Unterschied bei der Erklärung der Technik der praktischen Übung. Zunächst betrachten wir ein Objekt (Bild und ä.), indem wir von einer zur anderen Einzelheit desselben mit unserem Blick flott übergehen. Das ist das uns bekannte Trataka 1. Wir benutzen dabei die natürliche Tendenz der Augen und des Bewußtseins, das Herumschweifen von einem Gegenstand zum anderen. Wenn wir daraufhin die Augen schließen und denselben Vorgang im Geiste wiederholen, ist es Trataka 2. Wollen wir nun zur Konzentration (Dharana) übergehen, muß das Bewußtsein an eine Stelle festgebunden werden. Aber das Bewußtsein läßt sich nicht lange festhalten. Wenn es normalerweise höchstens 2–3 Sekunden dauert, so ist dem Kurma-Purana zufolge die Dauer von 12 Sekunden bereits die Dharana-Stufe. Damit aber dies noch länger ausgedehnt wird, muß wie-

derum diese Bewegungstendenz des Citta (Denksubstanz) ausgenutzt werden. Da es äußerlich festgebunden bleibt, geht die Bewegung nach innen, oder wie Patanjali es ausdrückt, wird es »in Richtung des Begriffs ausgedehnt«, d. h. auf das innere Wesen des Objekts, das »Ding an sich« gerichtet. Dies ist der Sinn und das Geheimnis der Meditation (Dhyana). Und sobald dadurch das innere Wesen des Objekts erkannt wird, ist es Samadhi:

> »Wenn nun durch diese Meditation nur das Ding an sich erhellt, sozusagen unter Verlust seiner eigenen Form, ist es Samadhi (Ekstase).«
> »Diese drei (Konzentration, Meditation und Ekstase), auf ein und dasselbe Ding gerichtet, bilden das Samyama (Versenkung).« (Yoga-Sutra, III, 3–4)

Somit ist erwiesen, daß jede richtige Meditation eine Versenkung (Samyama) sein soll, die mit der Konzentration (Dharana) beginnt und in der Ekstase (Samadhi) endet. Deshalb widmet Patanjali dieser Versenkung ein ganzes Kapitel in seinem Yoga-Sutra, während er bezüglich der Meditation als solche lediglich einige Andeutungen macht, indem er über einzelne Stufen derselben, wie Lichtmeditation (I, 36), feinstoffliche Meditation (I, 38) usw. spricht. Dieser Stufen gibt es vier:

1. grobstoffliche Meditation (Sthula-Dhyana)

Dazu gehört jedes materielle Objekt, Bild u. ä., das Bild des Meisters usw., oder, wie Patanjali meint, jedes Ding, welches einem »geeignet erscheint« (yatha-abhimata). Genau gesprochen, gehören die fünf Übungen (Geruch, Geschmack, Gefühl, Gehör und Gesicht) dieser Meditationsstufe an, da der Effekt derselben nur dann erreicht wird, wenn diese Übungen nicht auf Konzentration allein beschränkt bleiben, sondern darüber hinweg bis zur Versenkung (Samyama) ausgedehnt werden. Als technischer Kniff bei dieser Versenkung gilt die Kevali-Atmung und zwar Kevali 1 für den Konzentrationsteil und Kevali 2 für den Meditationsteil. Der Effekt (das Hellempfinden) der Versenkung kommt in dem Augenblick, in welchem der Atem vollständig verharrt und das Ich-Bewußtsein schwindet. Patanjali beschreibt dies folgendermaßen:

> »Nach dem Schwinden der Gedankenwellen (vritti) (wird) die Zusammenfügung vom Wahrnehmer mit Wahrnehmung

und Wahrzunehmendem (erreicht), wie bei einem Kristall die Ähnlichkeit der Farbe mit dem Objekt.«

(Yoga-Sutra I, 41)

Wie ein in der Nähe des Objekts gehaltener Kristall dessen Farbe annimmt, so geht bei der Wahrnehmung das wahrnehmende Denkprinzip im wahrzunehmenden Objekt auf.

2. *Lichtmeditation (Jyotir-Dhyana)*

Auf dieser zweiten Stufe wird das Objekt der ersten Stufe als vom strahlenden Licht umgeben geschaut. Die leichteste Art ist die Betrachtung der Sonnenscheibe: War auf der grobstofflichen Stufe diese Scheibe als Kreis geschaut, wobei diese Form durch Festbindung des Denkprinzips im Bewußtsein aufrechterhalten wurde, so muß jetzt dasselbe im immer heller werdenden Lichtschein geschaut werden. Patanjali bezeichnet diese Lichtmeditation als »leidlos« (visoka), freilich aus bestimmten Gründen. Da diese Lichtmeditation gewöhnlich im Herzzentrum ausgeführt wird, mögen seine Worte als Warnung für den Übenden gegolten haben. Das durch die Lichtmeditation geöffnete Herzzentrum überträgt alle physischen Leiden anderer, die als Objekt dieser Meditation dienen, auf den Übenden selbst, welcher Umstand im Falle einer christlichen Meditation über das Kruzifix oder die Leiden Christi Stigmatisation hervorruft.

Andererseits aber verrät der diese Lichtmeditation einleitende Satz Patanjalis mit keinem Wort, daß sie ausgerechnet im Herzlotos auszuführen ist. Selbst wenn das Wort hrid oder hridaya (»Herz«) im Text stünde – was nicht der Fall ist –, würde es nicht unbedingt das physische Herz, sondern vielmehr das Innere des Köpers überhaupt, also praktisch das beliebige Zentrum, bedeuten. In diesem Zusammenhang dürfte diese Warnung Patanjalis eine noch tiefere Bedeutung haben, wie wir sogleich sehen werden.

In welchem Zentrum auch immer diese Lichtmeditation durchgeführt werden mag, stets geht die in diesem Zentrum durch die Konzentration entflammte Lebensenergie (Prana) durch alle Zentren nach unten bis zum Muladhara (Steißbein), wo sie als eine starke innere Hitze, dem geschmolzenen Golde gleich, verspürt wird; nach weiterer Meditation beginnt diese Hitze den Rückenmarkkanal hochzusteigen, wobei sie durch sämtliche Zentren hindurchdringt und sie zum Erblühen zwingt, wie die Sonnenwärme die Lotosblumen erblühen läßt. Dieser mystische

Vorgang wurde in den Yoga-Schriften als eine geheimnisvolle »Erweckung der Kundalini-Gottheit« beschrieben. Es wird dabei erwähnt, daß das individuelle Bewußtsein (jivatma), welches im Herzlotos in Gestalt einer Flamme weilt, nach dem untersten Lotos (Muladhara) gebracht, daselbst wiederum als Spitzflamme die Kundalini »erweckt« und mit ihr durch alle Zentren hindurch bis zum »Tausendblättrigen Lotos« (das Dritte Auge) hochsteigt. Diese Hitze-Empfindung ist mitunter so stark, daß dem Übenden sein ganzer Körper wie von einem Feuer umgeben erscheint – daraus ergibt sich die Notwendigkeit, mit Vorsicht und ohne Übertreibung zu üben, damit die »Lotosblumen« (Zentren) nicht »versengt« werden. In diesem Sinne kann ja der Ausdruck visoka auch »ohne (vi) Glut (soka)« bedeuten.

3. *Punkt-Meditation (Bindu-Dhyana)*

Die dritte Meditationsstufe wird erreicht, sobald, wie es das Gheranda-Samhita mystisch ausdrückt, »durch großes Glück die Kundalini erweckt ist und auf dem Königlichen Wege wandert«, d. h. wenn die Hitze bis zur Stelle der Augenbrauenmitte hochgestiegen ist und weiter den »Königlichen Weg« (zwischen Hypophyse und Zirbeldrüse) entlang zu schreiten beginnt. Dann »sieht der Yogi an dieser Stelle eine lodernde Flamme, die wie eine strahlende junge Sonne zwischen Himmel und Erdc aufleuchtet« (Satcakra-Nirupana, 37). Diese Vision der flackernden Flammenzunge kennzeichnet den Beginn der »feinstofflichen Meditation« (Khecari-Mudra). Diese Flammenzunge muß nunmehr in die Schädelöffnung (Kha) geschoben werden, wodurch der mystische Name Khecari (»Bewegung im Kha«) erklärt wird. Selbst die Bezeichnung »Punkt-Meditation« hat dieselbe Bedeutung, denn der »Punkt« heißt eigentlich Bindu (»Tropfen«), welcher ja die Form der Flamme andeutet. Hatte die grobstoffliche Meditation das Objekt selbst als ihr Zentrum und die Licht-Meditation die Stelle zwischen den Augenbrauen, so ist die Hypophyse das Zentrum dieser Punkt(»Tropfen«)-Meditation, ebenso wie die Zirbeldrüse (das »Dritte Auge«) Zentrum der vierten Meditationsstufe ist.

4. *Feinstoffliche Meditation (Suksma-Dhyana)*

Diese Stufe ist die »feinstoffliche Meditation« (auch Nirguna-Dhyana genannt) im eigentlichen Sinne, welche dadurch gekennzeichnet ist, daß der Übende eins mit dem Objekt seiner Meditation wird, wobei er, nach dem oben erwähnten Leitsatz Patanjalis, als Wahrnehmer sich mit dem Wahrgenommenen zusammenfügt, so daß Wahrnehmer, Wahrnehmung und das Wahrzunehmende eins werden, »wie ein Kristall in der Nähe einer Blume deren Farbe annimmt«. Dieser Endzustand ist Ekstase (Samadhi), in welcher »nur das Ding an sich erhellt bar seiner eigenen Form« (sva-rupa-sunya). Der letzte Ausdruck kann auch als »seiner (d. h. des Übenden) eigenen (sva) Eigentümlichkeit (rupa) enthoben (sunya)«, mit anderen Worten sich selbst vergessend gedeutet werden, was im Samadhi-Zustand mit dem Übenden immer der Fall ist. Deshalb ist das Charakteristische dieser höchsten Meditationsstufe das Sich-Verschmelzen mit dem Objekt, der Flammenzunge, der zweite Teil der Khecari-Mudra, wenn die »Flamme der Kundalini« die Zirbeldrüse erreicht und sie zu öffnen beginnt.

Aber was ist eigentlich diese Flamme? Das Satcakra-Nirupana-Tantra erklärt dies:

> »In diesem (ajna, d. h. Hypophyse) Cakra weilt immer der innere Geist (antar-atma) der reinen Vernunft in Gestalt einer Flamme.« (S C. Ṇ. T. 35)

Unsere moderne Forschung bestätigt die Richtigkeit dieser Behauptung. So hat Charles Lancelin (siehe sein Werk »L'âme humaine«, Edition Durville, Paris) durch zahlreiche Versuche mit seinen Sensitiven, bei denen er durch tiefen somnambulen Zustand hellsichtige Fähigkeiten erweckte, bewiesen, daß das Denkprinzip als Sitz der Erinnerung und des Willens *) in Gestalt einer Flamme gesehen wird.

Diese vier Meditationsstufen sind stets als Teile einer jeden richtigen Meditation feststellbar, wenn auch nicht immer in derselben Weise ausgeprägt. So kann die Vision der Flamme, obwohl von jedem Übenden wiederholt wahrnehmbar, mitunter durch plötzliches helles Aufleuchten der Bilder in herrlicher Farbenpracht ersetzt werden. Das Sich-Verschmelzen mit dem Meditationsobjekt ist jedoch das unausbleibliche Merkmal der höchsten Stufe der Meditation.

---

*) Ajna-Cakra ist das Willens- und Erinnerungszentrum.

VIII. Samadhi (Ekstase)

Wir sind am Gipfel der ganzen Yoga-Entwicklung angelangt. Es ist Ekstase (Samadhi) die achte und letzte Stufe der Yoga-Praxis, ihre glorreiche Krönung, die zugleich ihr erhabenes Ziel und die zu ihm führende Methode darstellt. Schon das vorhergehende Kapitel hat gezeigt, daß dieses Samadhi, als letztes Glied der Versenkung (Samyama), jede richtige Meditation abschließen muß, denn nur dadurch gelangt eine Meditation zu ihrer Blüte – zur Erkenntnis (pratyaksa) der Wahrheit, wie dieses indische Wort treffend den Zusammenhang zwischen dem Erkenntnissuchenden und dem Objekt dieser Erkenntnis erklärt. Es heißt »etwas vor (prati) Augen (aksa) haben«, eine »unmittelbare Wahrnehmung«, etwa »wie eine Frucht in der Höhlung der Hand«, wie die Inder oft sagen. Gemeint wird das »Dritte Auge«, welches durch diese Versenkung (teilweise oder ganz) geöffnet wird. Die Worte Patanjalis

> »Durch Beherrschung derselben (d. h. der Versenkung) entsteht das Licht (aloka) der Erkenntnis (prajna)« (Y. S. III, 5)

gewinnen in diesem Zusammenhang eine besondere Bedeutung, da das Wort aloka eigentlich »das Sehen«, nicht nur »das Licht« heißt.

Der Yogi im Samadhi-Zustand s i e h t das Objekt seiner Meditation und diese Vision (darsana) ist das unbedingte Merkmal des Samadhi-Zustandes. Da nun die Praxis der Meditation vier klare Stufen kennt, unterscheidet man auch vier Stufen des Samadhi. Diese Stufen sind folgende:

1. Ekstase »mit Nachdenken« (vitarka-samadhi)

Die Visionen dieser ersten Stufe erscheinen wie »seltsame Bilder«, deren Inhalt und Herkunft dem Yogi unbekannt und höchst seltsam vorkommen: er sieht eigenartige Bilder von merkwürdiger Form, Farbe usw. und vermag dafür keine Ursache, Herkunft oder Erklärung zu finden. Dies heißt savitarka (»mit Zweifel«). Dies als »Samadhi mit rationaler Überlegung« zu übersetzen, wie es üblich ist, ist irreführend, denn das Wort rational paßt nicht zu Ekstase, welche immer »überrational« ist. Höchstens könnte man sagen, daß die dabei gewonnene Erkenntnis noch »vom Nachdenken (Zweifel) begleitet« ist, da man noch nicht weiß, was die diese Erkenntnis einleitende Vision bedeutet. Erst nach und nach gewinnt man Verständnis für die seltsamen Bilder und erkennt, daß sie durchaus normal sind, obwohl sie unter einem ganz ungewöhnlichen Gesichtswinkel wahrgenommen werden, etwa von oben, von unten oder unter völlig unvorhergesehenen Umständen. Dies heißt dann nirvitarka (»ohne Nachdenken«). Nach Patanjalis Erklärung wird es erreicht, »wenn die Erinnerung geläutert ist (d. h. früher wahrgenommene diesbezügliche Gebilde im richtigen Licht erscheinen) und die Bedeutung des Objekts, als dessen (gewöhnlicher) Gestalt enthoben, erhellt«.

2. Ekstase »mit Bedenken« (vicara-samadhi)

Diese Stufe ist wesentlich höher. Das charakteristische Merkmal ist die eigene Bewegung der gesehenen Bilder und Gestalten, als ob dem Beobachter eine neue Welt in ihrem eigenen Leben und Treiben erschlossen wird – die feinstoffliche Welt der Vorstellungen, Gedanken und Wünsche, die sog. »astrale« Welt. Auch hier wiederholt sich derselbe Vorgang: die Visionen sind zwar nicht mehr »seltsam«, aber von unserem Denken, unserer Vorahnung oder Erwartung unabhängig, daher »mit Erwägung« (savicara) oder »Bedenken«. Mit weiterem Üben schwinden diese Bedenken und der erste Schimmer der richtigen Erkenntnis geht auf: man erhält spontane Antworten auf gedachte, unvermittelt auftauchende Fragen. Dies heißt »ohne Bedenken« (nirvicara) und die dadurch gewonnene Erkenntnis (prajna) »die Wahrheit in sich enthaltend« (ritambhara), d. h. nicht die volle Wahrheit, wohl aber »ist schon etwas Wahres daran«: es mag der Vergangenheit, seltener der Zukunft angehören, oder ist Gegenstand jahrelanger menschlicher Gedankengänge vieler Menschen, wie z. B. bei einer Wiederholung eines Mantra (Gebetsformel), welches von vielen Millionen Menschen aufgenommen und durchdacht wird, zuweilen auch das Resultat einer durchdringenden Gedankenreihe des Übenden selbst. Keinesfalls aber ist es sein Gedankengebilde bzw. etwas von ihm einfach Vermutetes, da eigene Gedankenformen an ihrer fahlen, farblosen, flüssigen Gestalt sofort erkennbar sind; außerdem sind gerade eigene Gedanken am allerschwersten in Visionen klar zu sehen. Aus diesem Grunde ist praktisch jede Gefahr der Wahrnehmung eigener Vorstellungen gerade in den Anfangsstufen ausgeschlossen, später aber wäre eine solche visionär wahrgenommene Einbildung ohne jeden Zweifel an ihrer typisch leblosen und lichtlosen Unstetigkeit sofort zu erkennen.

3. Ekstase »mit Wonne« (sananda-samadhi)

Die Visionen (darsana) dieser dritten Samadhi-Stufe haben wieder ein neues typisches Merkmal: sie l e u c h t e n in feiner, aber blendender Farbenpracht und dieses »Astrallicht« glüht einige Sekunden nach dem Erlöschen der Bilder nach, als ob man auf einen leuchtenden Gegenstand mit physischen Augen geschaut und die Augen nachher geschlossen hat. Ein weiteres Merkmal, dem die Bezeichnung dieser Stufe ihren Namen verdankt, ist das merwürdige Gefühl ekstatischer Freude, eine Art Kribbeln im Rücken, welche jede Vision dieser Stufe, selbst in schwacher Form, immer begleitet. Je weiter sich diese Stufe entwickelt, desto leuchtender, farbiger werden die Visionen, desto wirklicher die Erkenntnis und die damit engverbundenen psychischen Kräfte. Jede Vision des Objekts gibt auch die Beherrschung desselben durch den Übenden. So sagt Patanjali:

> »Vom Atom bis zum Unendlichen macht sich alles dem (so übenden) Yogi untertan (vasikara).« (Y. S. I, 40)

Dabei bedeutet das Wort vasikara »Bezwingung« durch den Willen des Yogi und nicht bloß »kein Hindernis für sein Denken«, wie Swami Vivekananda es ungenau ausdrückt (s. sein »Raja-Yoga« S. 162). Die letztere Auffassung, die übrigens von den orthodoxen Hindu-Mönchen allgemein vertreten wird, steht im engsten Zusammenhang mit der ebenfalls ungenauen Übersetzung des Wortes upasarga (Y. S. III, 38) in Bezug auf Siddhis (psychische Kräfte) als »Hindernis für Samadhi«, während sie in Wirklichkeit »Zusätze zum Samadhi« sind. Patanjali hätte wohl kaum ein ganzes langes Kapitel (III) seines Yoga-Sutra diesen »Kräften« gewidmet, sollten sie tatsächlich so hinderlich für den geistigen Fortschritt sein, wie es so viele »Nicht-Yogis« wissen wollen. Darüber hinaus ergibt sich jede »Kraft« (siddhi) einfach aus der Physiologie des Samadhi-Zustandes. Jedes geöffnete Zentrum (cakra) leitet den unbeugsamen Willen des Geistes in die Materie, die dem sonst verschleierten Willen wenig, wenn überhaupt, untertan ist. Da nun der Samadhi-Zustand, wie schon erklärt, dieses geistige Zentrum öffnet, ergibt sich daraus spontan

auch die diesem Zentrum eigene psychische Kraft. Hat deshalb ein Yogi den Samadhi-Zustand erreicht, so muß er die betreffende Siddhi, wenn auch nur für die Dauer des Samadhi-Zustandes, auch haben. Hat er sie aber nicht, so bedeutet es, daß er kein Samadhi erreicht hat.
In diesem Sinne lassen sich sämtliche »Kräfte« des III. Kapitels des Yoga-Sutra erklären, die bereits auf der zweiten Samadhi-Stufe kommen und auf der vierten Stufe die höchste Vollkommenheit erreichen.

4. Ekstase »mit Selbstbewußtsein« (sasmita-samadhi)

Auch die Bezeichnung dieser Stufe wird gewöhnlich ungenau übersetzt und gibt Anlaß zu falschen Vorstellungen: asmi heißt »ich bin« und kennzeichnet das immer wachsende Ich-Bewußtsein als Erweiterung des »kleinen Ich« (aham) bis zum »Höchsten Ich« (atman). Dies enthüllt den ganzen Sinn des höchsten Samadhi, wie es Dattatreya-Samhita bezeichnet:

> »Samadhi ist das Eins-Sein des individuellen Ich (jivatma) mit dem Höchsten Ich (paramatma)«.

Es ist deshalb höchst unangebracht, dieses »Ich-Bewußtsein« (asmita) dem »Ichwahn« (Vivekananda) beziehungsweise dem »Egoismus« (Sivananda) gleichzusetzen. Im Gegenteil – die Anwendung der Versenkung (Samyama) gerade auf das Wesen des Ich-Bewußtseins (sva-artha-samyama) gibt, nach Patanjali (III, 36), »das Wissen um den Purusa« (»Geist«, das Höchste Ich). Weiter heißt es:

> »Daraus entsteht das dem Pratibha (»Verklärung«) das eigene (absolute) Hören, Fühlen, Sehen, Schmecken und Riechen.« (Yoga-Sutra III, 37)

Was ist Pratibha? Es ist das vollständige Öffnen des »Dritten Auges« und dadurch aller anderen Zentren, wodurch sämtliche Kräfte ohne jegliche Versenkung spontan kommen und zwar einfach durch momentane Willensäußerung. Der Vers 50 besagt ferner, daß durch die im Vers 36 besprochene Versenkung in die wahre Natur des Höchsten Ich (purusa), als verschieden von der Materie (sattva), »Allmacht und Allwissenheit erlangt werden.«

Diese vierte Samadhi-Stufe ist die Verwirklichung des Yoga, welcher, nach Kularnava-Tantra, »das Eins-Sein der Seele (jiva) mit dem Allgeist (atman)« ist. Bezeichnenderweise spricht Patanjali mit keinem Wort über eine »Vereinigung mit Gott«, welche den Gegenstand späterer mystischer Praxis bildete. Bei Patanjali ist das Endziel des Yoga die Erlösung (kaivalya) aus der Materie, kein Eingehen in Gott (Theos oder Isvara), welcher für ihn ein »besonderer Geist« (purusa visesa), unberührt von Leid, Ursache, Wirkung und Verkörperung ist (I, 24), als Herrscher (isvara) unseres Universums. Dies ist durchaus im Einklang mit der Geheimlehre, nach welcher »Gott« lediglich ein Sonnenlogos ist, einer der Vollkommenen Geister, welcher diese Vollkommenheit in einem früheren Zyklus erreicht hat, und über welchem noch eine unendliche Hierarchie noch Höherer Geister (Dhyan-Chohans) ist, die im Absoluten (Brahman) »endet«, wenn man sich so paradox ausdrücken darf. Nur diesem Absoluten gehört das unendliche Wissen und die höchste Vollkommenheit – uns jedoch gebührt, nach den berühmten Worten Lessings, die unendliche Annäherung daran.
Die oben erwähnten vier Samadhi-Stufen bilden jedoch nur die letzte Vorstufe zur endgültigen Erlösung. Nur wenn der Yogi der vierten Samadhi-Stufe selbst für diese glorreiche Verklärung (pratibha) seines Wesens Gleichgültigkeit (vairagya) empfindet d. h. kein Selbstziel darin sieht bzw. nichts für sich selbst begehrt (in diesem Sinne muß man wohl den »Verzicht« auf alle Kräfte verstehen), erlangt er den höchsten Samadhi-Zustand, »die Wolke der Tugend« (dharma-megha) genannt. Dies hat das Aufhören von Leid und Karma, das Unendlich-Werden der Erkenntnis und die endgültige Erlösung (kaivalya) zur Folge.

Schlußwort

Der Leser, der meinen Ausführungen mit Aufmerksamkeit gefolgt ist, dürfte zu der Erkenntnis gelangt sein, daß sich die Original-Yogalehre sowohl in der ganzen Methodik als auch in dem angestrebten Ziel wesentlich von dem unterscheidet, was uns die herkömmlichen Darlegungen abendländischer und mancher indischen Autoren bieten. Diese Tatsache ist – besonders im Hinblick auf das Ziel des Yoga – deshalb ungeheuer wichtig, weil sie dem Übenden grundlegend andere Ausblicke gestattet: nicht etwa eine allmähliche Läuterung des Geistes soll erreicht werden, die ihn befähigt, am Ende der Entwicklung der höchsten und engsten Kommunion mit Gott teilhaftig zu sein und sich endgültig mit ihm zu verschmelzen wie ein Tropfen mit dem Ozean – eine beliebte Formel vieler Weltanschauungen – nein, vielmehr eine vollständige Unabhängigkeit, Loslösung von der Materie (prakriti) und Auferstehung des Geistes (purusa) in seiner ursprünglichen, ewigen Vollkommenheit, ja sogar absoluten Göttlichkeit. Diese Ansicht Patanjalis ist keineswegs nur seiner Yoga-Philosophie eigen. Als Praktiker stellt er lediglich, schlicht und nüchtern, das Ergebnis der vollendeten Yoga-Praxis fest. Tatsächlich liegt dieser Hauptgedanke eigentlich, wenn auch in verschleierter Form, dem gesamten indischen Denken zugrunde. Einige Beispiele mögen dies vor Augen führen. So offenbart eine der ältesten Upanishaden:

> »Am Anfang war diese Welt allein Atman (Geist, das höchste Ich), es war nichts anderes da, die Augen aufzuschlagen. Er erwog: »Ich will Welten schaffen!« Da schuf er diese Welten – die Wasser (oberhalb des Himmels), die Lichträume, die Welt des Sterbens (Erde), die Gewässer« . . .
>
> (Aitareya-Upanishad, I, 1, 1)

Auch spätere Upanishaden behaupten dasselbe:

»Am Anfang war diese Welt allein Atman, in Gestalt eines Geistes (purusa). Er blickte um sich und sah nichts anderes als sich selbst. Da rief er zu Anfang aus: »Das bin ich« – daraus entstand der Name Ich.« (Brihadaranyaka-Up. 1, 4. 1)

Oder:

»Atman ist unten und oben, im Westen und im Osten, im Süden und im Norden, er ist diese ganze Welt. Wer also sieht und denkt und erkennt, sich mit Atman freut, mit ihm spielt, sich mit ihm vereinigt und ergötzt, der ist unabhängig und ihm ist in allen Welten Freiheit.«

(Chandogya-Up. VII, 25, 2)

Und weiter:

»Der Allwirkende, Allwünschende, Allriechende, Allschmekkende, Allumfassende, Schweigende, Unbekümmerte, dieser ist mein Atman (höchstes Ich) im Innern des Herzens, dieser ist das Brahman (der absolute Gott)« ...

(Chandogya-Up. III, 14, 4)

Also offenbart sich dem Yogi in der Ekstase das »größte Geheimnis« (s. Gita, IX, 1). Das, was er für Gott gehalten hat, war und ist in Wirklichkeit sein eigenes Höchstes Ich. Denn es heißt:

»Aham (ich) Atma (höchstes Ich = Gott) Gudakesa, als Urgrund aller Wesen, der Anfang, die Mitte und auch das Ende von allem.« (Gita, X, 20)

Da hier keine Verbalform »bin« oder »ist« steht, kann dieser Spruch sowohl »ich bin Atma« als auch »ich ist Atma« bedeuten, genau so wie die Worte Jesajas (46, 9):

»Ani (ich) El (Gott) w'en (und nichtseiend) od (sonst)
Elohim« (Götter) ...
d. h. »Ich (bin) Gott, es gibt sonst keine Götter«,
oder: »Ich (ist) Gott, es gibt sonst keine Götter«,

wobei der erste Spruch für die Nichteingeweihten, der zweite aber für die Eingeweihten gilt.

Demnach besteht die ganze Entwicklung in allmählicher und unendlicher Erweiterung des Ich-Bewußtseins vom kleinen persönlichen Ich zum Absoluten Gott. Und wenn der Leser meint, diese Auffassung sei eine Gotteslästerung und laufe dem christlichen Ideal zuwider, so antworte ich mit den Worten Christi:

> »Steht nicht geschrieben in eurem Gesetz (s. Psalm 82, 6): ‚Ich habe gesagt: Ihr seid Götter?‘« (im Psalm: »Ich habe wohl gesagt: Ihr seid Götter und allzumal Kinder des Höchsten.«) (Joh. X, 34)

Und der Apostel Paulus sagt:

> »Der erste Mensch ist von der Erde und irdisch, der andere Mensch ist der Herr vom Himmel«. (1. Kor. 15, 47)

Und wiederum die Worte Christi:

> Darum sollt ihr vollkommen sein, gleich wie euer Vater im Himmel vollkommen ist.« (Matth. V, 48).

Inhaltsübersicht

Tafelübersicht

Weitere Werke von Yogiraj Boris Sacharow:

DAS GROSSE GEHEIMNIS
Die verborgene Seite der Yoga-Übungen

Die klassische »Sammlung Gherandas« in der Urfassung; aus dem Sanskrit übersetzt und mit ausführlichen Erläuterungen.
Was bisher streng gehütet und verborgen war, wird in diesem Buch ausführlich und klar vermittelt. Die Lehrsätze, aus dem Sanskrit direkt übersetzt, werden in klarer, überaus aussagekräftiger Form erläutert.
Nur einer, der eingeweiht ist, konnte diesem großartigen Stoff die richtige Deutung in so vollendeter Weise geben.

DAS ÖFFNEN DES DRITTEN AUGES
Die Technik des geistigen Bogenschießens

Ein ausgezeichnetes Werk über die vier Meditations-Stufen, von denen die Mundaka-Upanishad sagt:
»OM ist der Bogen, das Selbst (Atman) ist der Pfeil, Brahma die Zielscheibe; mit Aufmerksamkeit treffe sie und sei, wie der Pfeil, eins mit ihr.«

Ergänzende Literatur

Selvarajan Yesudian – Elisabeth Haich: SPORT UND YOGA

Yoga kann von allen Menschen geübt werden, ohne Rücksicht auf Geschlecht, Alter und Religion. Wer den Wunsch hat, an Körper und Seele gesund zu sein und bereit ist, zur Erfüllung dieses Wunsches einige Zeit und Mühe aufzuwenden, wird durch SPORT UND YOGA sein erhabenes Ziel erreichen.
Wer Yoga beherrscht, meistert sein Leben!

Als Fortsetzung von »SPORT UND YOGA« ist von denselben Verfassern geschrieben:

HATHA-YOGA-Übungsbuch

Die stets wachsende Nachfrage ihrer Schüler veranlaßte die Verfasser ein weiteres Buch mit neuen Pranayama-Übungen und Hatha-Yoga-Übungen mit ihren Heilwirkungen auf den menschlichen Körper und Geist zu schreiben.

Franz Krabichler: ERLEBE DICH SELBST DURCH YOGA

In diesem Buch versucht der Autor die vielfältigen Möglichkeiten und Anwendungsgebiete des Yoga aufzuzeigen.
Dem Verfasser ist es gelungen, in dieser geistigen Einführung in Yoga-Gedankengänge eine Synthese zu schaffen zwischen den differenten Weltanschauungen, Religions- und Wertvorstellungen, zwischen Morgen- und Abendland.
Vordergründig stellt er die Fragen, »was Yoga ist«, »was Yoga will« und »worin die praktischen Anwendungsmöglichkeiten des Yoga liegen«.

Vom selben Autor ist noch erschienen:

YOGA – AUCH IM LEHNSTUHL

Ein Übungsbuch, das sich besonders an durch Krankheit oder Alter in ihrer Beweglichkeit behinderte Menschen wendet, denen nicht nur leichte Atem- und Körperübungen angeboten werden, sondern die auch durch anthroposophisch-christlich geprägte Inhalte Anregungen zu einer Lebensführung erhalten, die Selbstvertrauen, Gelassenheit und Mitmenschlichkeit ermöglicht.
Der angesprochene Personenkreis ist bei den üblichen Yoga-Büchern schnell überfordert, so daß vorliegendes Buch eine große Lücke füllt.

DREI EICHEN VERLAG · ENGELBERG/SCHWEIZ + MÜNCHEN 60